Oidis Éasca Paleo 2023 Do Chách

Oidis Speisialta Meáchan A Chailleadh

Alex O'Leary

Clár ábhair

Uibheacha Scotch Silíní triomaithe-Sage 11
Steaks cóilis agus uibheacha 13
Tuirc, spionáiste agus frittata asparagus 15
Uibheacha scrofa an Túinéis le piobair rósta agus harissa 17
Uibheacha Shakshuka 18
Uibheacha bácáilte le bradán agus spionáiste 19
Anraith titim amháin le beacáin, beacáin agus bok choy 21
Omelette milis Peirsis 24
Shrimp agus Portán Chawanmushi 26
Hash ispíní sicín 29
Ispíní Bricfeasta Rosemary-Pear 31
Scilet Mairteola Shredded i Stíl Chúba 32
Scilet sicín na Fraince 34
Breac le Prátaí Milse Shoestring 36
Patties bradán le salsa tomatillo-mango, uibheacha poached, agus stiallacha zucchini 38
Seaicíní Lín Apple 42
Orange-Ginger Paleo Granola 44
péitseoga stewed agus caora le géarchor cnó cócó-almond tósta 46
Sútha talún-Mango Smoothies Power 49
Dáta shakes 50
Poppers Jalapeño Stuffed Chorizo 52
Giotán Biatais Rósta le Ceobhrán Oráiste-Walchnó 54
Casserole cóilis le pesto luibh agus uaineoil 57
Diop Spionáiste-Bliosán gréine 59
Liathróidí Feola na hÁise le Anlann Tumadóireachta Star Anise 61
Uibheacha diabhal 64
Eggplant Rósta agus Rollaí Romesco 66
Wraps Veggie-Mairteola 68
Giotáin Endive Meallóg agus Avocado 69
Sceallóga Muisiriún Oisrí Herbed le Lemon Aïoli 71
Sliseanna glasraí fréamhacha 73

Sliseanna glasa mustaird sesame-flecked 75
Pepitas rósta spicy 76
Cnónna Luibh-Chipotle 77
Piobar dearg grilled "hummus" le glasraí 80
Tae ginger-hibiscus oighir 82
Sútha talún-Melon-Miontas Agua Fresca 83
Watermelon agus Blueberry Agua Fresca 84
Cucumber Agua Fresca 85
Cnó cócó Chai 86
Tairloin mairteola mall-rósta 88
Sailéad Mairteola Uathúla i Stíl Vítneaimis 90
Mairteoil 90
Sailéad 90
Brisket Braised Meicsiceo le Mango, Jicama, an tSile, agus Sailéad Síolta Pumpkin Rósta 92
Brisket 92
Sailéad 92
Fillteann Romaine le Brisket Mairteola Mionghearrtha agus an tSile Dearg Úr Harissa 94
Brisket 94
Harissa 94
Súil Bhabhta Rósta Crústa Luibh le Glasraí Fréamh Mashed agus Anlann Pan 96
Rósta 96
Anlann pan 96
Anraith Glasraí Mairteola le Pesto Piobar Dearg Rósta 100
Stobhach mairteola milis cócaráilte go mall 103
Stéig chliathphanshéaraithe le sprouts agus silíní ón mBruiséil 105
Anraith steak taobh na hÁise 107
stir-fry steak taobh le rís sesame-cóilis 109
Stéig cliathánach líonta le anlann chimichurri 111
Cabobs steak cliathánach grilled le mayo horseradish 114
Steaks chuck fíon-bráis le beacáin 116
Stiallacha steaks le anlann avocado-máistir 118
Stéig 118
Anlann 118

Stéig Sirloin Lemongrass-Marinated 120
Sirloin Dijon Balsamic le Spionáiste Garlicky 122
Stéig 122
Spionáiste 122
Easnacha Cúil Babaí Deataithe le Anlann Mop Mustard Apple 125
Easnacha 125
Anlann 125
Oighinn easnacha muiceola ar stíl tíre BBQ le maraigh anann úr 128
Goulash Muiceoil Spíosrach 130
Goulash 130
Cabáiste 130
Marinara meatball ispíní Iodáilis le finéal slisnithe agus sauté oinniún 132
Liathróidí feola 132
Muiríne 132
Babhlaí zucchini líonta muiceoil le basil agus cnónna péine 134
Muiceoil curried agus anann "noodle" babhla le bainne cnó cócó agus luibheanna
.... 136
Patties Muiceola Spicy Grilled le Sailéad Cucumber Tangy 138
Pizza screamh zucchini le pesto trátaí grian-triomaithe, piobair milis agus ispíní Iodálach 140
Cos uaineola deataithe líomóid-coriander le asparagus grilled 143
Pota Te Uain 145
Stobhadh uaineoil le pasta fréimhe soilire 147
Grískíní uaineola Francacha le siután dáta pomegranáit 149
Seatnaí 149
chops uaineoil 149
Grískíní uaineola Chimichurri le maraigh radicchio sautéed 151
Sliseanna Uaineoil Ancho-agus-Sage-Rubed le Remoulade Prátaí Cairéad-Milis ... 153
Mion chops uaineoil le sailéad, mint agus rub oregano 155
Uain 155
Sailéad 155
Burger uaineola líonta sa ghairdín le coulis piobar dearg 157
Coulis piobar dearg 157
Borgairí 157
Kabobs Uain Oregano Dúbailte le Anlann Tzatziki 160

Cábáin uaineoil..160
Anlann Tzatziki..160
Sicín grilled le cróch agus líomóid..162
Sicín Spatchcocked le Jicama Slaw..164
Sicín 164
Slav 164
pluide sicín grilled le vodca, cairéid agus anlann trátaí............................167
Sicín Rôti agus Rutabaga Fries..169
Muisiriún Trí-Coq au Vin le Chive Mashed Rutabagas.............................171
Drumsticks peach-branda-ghloinithe..173
Peach-branda glaze...173
Sicín marinated de chuid na Sile le sailéad mango-melóin......................175
Sicín 175
Sailéad...175
Cosa sicín i stíl Tandoori le raita cúcamar..178
Sicín 178
Raita cúcamar..178
Stobhach Sicín Curried le Glasraí Fréamhacha, Asparagus agus Glas Úll Mionta ...180
Sailéad Paillard sicín grilled le sútha craobh, biataís, agus almóinní rósta............182
Brocailí Cíoch sicín líonta coinín le anlann trátaí úr agus sailéad Caesar............185
Timfhilleadh shawarma sicín grilled le glasraí spíosúla agus cóiriú cnó péine......188
Cíoch sicín rósta san oigheann le beacáin, cóilis gairleog-mashed, agus asparagus rósta..190
Anraith sicín i stíl Téalainnis...192
Sicín rósta líomóide agus saoi le endive 194
Sicín le oinniúin, biotáille uisce agus raidis 197
Sicín Tikka Masala..199
thighs sicín Ras el Hanout...202
Star Fruit Adobo Sicín Plúir thar Spionáiste Braised................................204
Tacos Cabáiste Sicín Poblano le Chipotle Mhaigh Eo...............................206
Stobhach sicín le Cairéid Leanbh agus Bok Choy......................................208
Sicín caisiú-oráiste agus piobar milis corr-fhriochta i bprapaí leitís............210
Sicín Lemongrass cnó cócó Vítneam 212
Sicín Grilled agus Sailéad Úll Escarole..215
Anraith sicín Tuscan le Ribíní Kale 217

Liathróid sicín	219
Burger sicín le Anlann Cashew Szechwan	221
Anlann Cashew Szechwan	221
Wraps sicín Tuircis	223
Cearca Coirnis Spáinneach	225
Cearca Coirnis Rósta Pistéise le Sailéad Arugula, Apricot agus Fennel	227
Cíche lachan le pomegranate agus sailéad jicama	231
Turcaí Rósta le Fréamhacha Mashed Garlicky	233
Cíche turcaí líonta le anlann pesto agus sailéad arugula	236
Cíoch turcaí seasoned le anlann BBQ silíní	238
Tairloin Turcaí Braised Fíon	240
Cíche Turcaí Pan-Sautéed le Anlann Chive Scapi	243
Cosa turcaí Braised le glasraí fréimhe	245
Builín turcaí luibheach le ketchup oinniún caramelaithe agus dingeacha cabáiste rósta	247
Tuirc Posole	249
Broth Cnámh Sicín	251
Bradán Glas Harissa	254
Bradán	254
Harissa	254
Síolta lus na gréine spíosrach	254
Sailéad	254
Bradán grilled le sailéad croí artichoke marinated	258
Bradán Sile-Sage Flash-Rósta le Salsa Trátaí Glasa	260
Bradán	260
Salsa Trátaí Glas	260
Bradán rósta agus asparagus en papillot le pesto líomóid-chnónna	263
Bradán spíosra-chuimilte le anlann muisiriún-úll	265
Sole en papillote le glasraí julienne	268
Tacos Éisc Arugula Pesto le Uachtar Aoil Toiteach	270
Aonair Crusted Almond	272
Paicéid trosc grilled agus zucchini le anlann mango-basil spicy	274
Trosc Riesling-poached le trátaí pesto-stuffed	276
Trosc Pistéise Briste-Cilantro-Crusted thar Prátaí Milse Briste	278
Trosc Rosemary-agus-Tangerine le Brocailí Rósta	280

Fillte Sailéad Trosc Curried le raidis picilte ... 282
Cadóg grilled le líomóid agus finéal ... 284
Snapper Pecan-Crusted le Remoulade agus Cajun-Style Okra agus Trátaí ... 286
Patties Tuinnín Tarragon le Avocado-Lemon Aïoli ... 289
Tagine dord striped ... 292
Halibut in anlann gairleog-shrimp le Greens collard toilg ... 294
bouillabaisse bia mara ... 296
ceviche ribí róibéis clasaiceach ... 298
ribí róibéis cnó cócó agus sailéad spionáiste ... 301
Shrimp Tropical agus Ceviche Muiris ... 303
Shrimp Jerk Iamáice le Avocado Oil ... 305
Scampaí shrimp le spionáiste wilted agus radicchio ... 306
Sailéad portán le avocado, grapefruit agus jicama ... 308

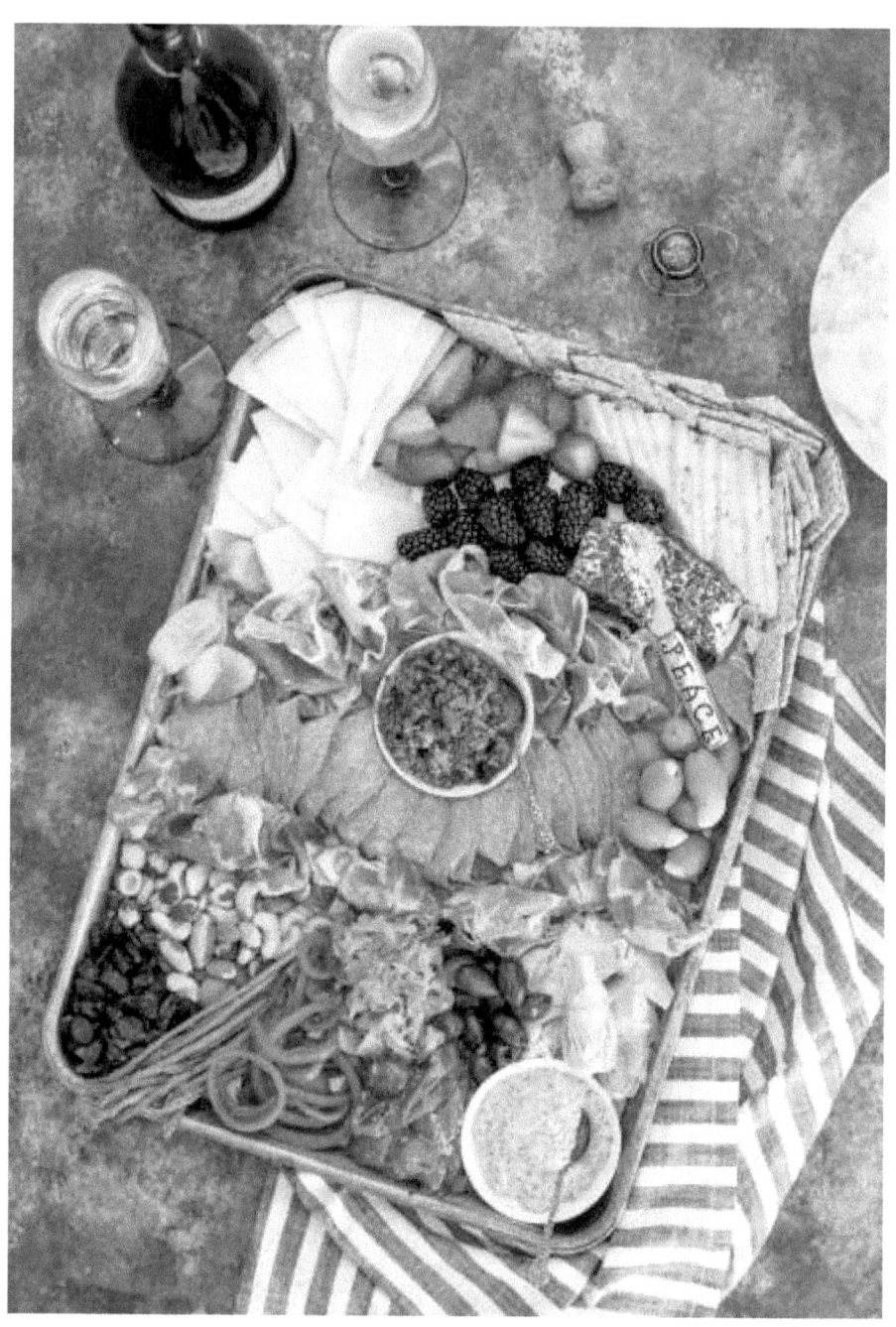

UIBHEACHA SCOTCH SILÍNÍ TRIOMAITHE-SAGE

ULLMHAIGH: Bhácáil 20 nóiméad: 35 nóiméad Déan: 4 riar

SEO SNEAICEANNA TÁBHAIRNE CLASAICEACH NA BREATAINEAISTRÍONN GO BRICFEASTA PALEO FOIRFE. MÁ DHÉANANN TÚ NA HUIBHEACHA CRUA BRUITE ROIMH AN AM, TAGANN AN T-OIDEAS SEO LE CHÉILE GO HAN-TAPA - AGUS CRAICEANN SIAD NÍOS ÉASCA FREISIN. IS SMAOINEAMH IONTACH É BABHLA UIBHEACHA CRUA BRUITE A CHOINNEÁIL SA CHUISNEOIR LE HAGHAIDH BRICFEASTA AGUS SNEAICEANNA TAPA.

- 1 punt de mhuiceoil thrua
- ½ cupán silíní triomaithe gan aon siúcra curtha leis
- 2 spúnóg bhoird de saoi úr mionghearrtha
- 1 spúnóg bhoird marjoram úr mionghearrtha
- 1 teaspoon piobar dubh freshly meilte
- ¼ teaspoon nutmeg úr meilte
- ⅛ teaspoon clóibh talún
- 4 uibheacha móra crua-bruite, fuaraithe agus scafa*
- ½ cupán plúr almond
- 1 teaspoon saoi triomaithe, brúite
- ½ teaspoon marjoram triomaithe, brúite
- 2 spúnóg bhoird d'ola olóige maighdean breise
- mustaird Dijon (féach<u>Oideas</u>)

1. Déan an oigheann a théamh go 375°F. Líne bileog bácála le páipéar páir nó scragall; chur ar leataobh. I mbabhla mór le chéile muiceoil, silíní, saoi úr, marjoram úr, piobar, nutmeg agus clóibh.

2. Déan an meascán muiceoil i gceithre phaistí comhionanna. Cuir ubh ar gach patty. Foirm an patty thart ar gach ubh. I mias éadomhain nó pláta pie, le chéile plúr almond, saoi triomaithe,

agus marjoram triomaithe. Rollaigh gach ubh brataithe le anlann sa mheascán plúr almond chun cóta. Cuir ar an mbileog bácála ullmhaithe. Ceobhrán le ola olóige.

3. Bácáil ar feadh 35 go 40 nóiméad nó go dtí go bhfuil an ispíní bruite. Freastal le mustaird i stíl Dijon.

*Leid: Chun uibheacha a fhiuchadh go crua, cuir uibheacha i sraith amháin i sáspan mór. Clúdaigh le 1 go 2 orlach uisce. Beir chun boil. Lig sé boil ar feadh 1 nóiméad. Bain as teas. Clúdaigh agus lig dó seasamh ar feadh 12 go 15 nóiméad.

STEAKS CÓILIS AGUS UIBHEACHA

ULLMHAIGH: 20 nóiméad Cócaire: 25 nóiméad Déan: 4 riar

GEARRTAR AMACH SLICES TIUBHCEANN CÓILIS A CHRUTHÚ HEARTY "STEAKS" GO BHFUIL FRIOCHTA ANSIN I OLA OLÓIGE GO DTÍ GO DONN AGUS CRISPY, TOPPED LE UBH POACHED AGUS A SHEIRBHEÁIL AR LEABA DE GARLIC.

- 1 ceann cóilis, duilleoga bhaint
- 1½ taespúnóg Séasúnaithe deatach (féachOideas)
- 5 spúnóg bhoird d'ola olóige breise maighdean
- 4 uibheacha móra
- 1 spúnóg bhoird fínéagar bán nó leann úll
- 2 clóibh mhóra gairleog, mionghearrtha
- 4 chupán cál mionghearrtha

1. Cuir deireadh gas an chóilis ar chlár gearrtha. Le scian mór géar, gearr an chóilis i gceithre steaks ½ orlach ó lár an chóilis, ag gearradh tríd an deireadh gas (d'fhéadfadh roinnt florets briseadh scaoilte, ach amháin le haghaidh úsáid eile).

2. Séasúr na steaks ar an dá thaobh le 1 teaspoon Smoky Seasoning. I bhfriochtán mór breise, teas 2 spúnóg bhoird d'ola olóige thar teas meánach. Cuir 2 cheann de na steaks cóilis leis. Cook ar feadh 4 nóiméad ar gach taobh nó go dtí go donn órga agus díreach tairisceana. Bain as an uile agus clúdaigh go héadrom le scragall. Coinnigh te in oigheann 200°F. Déan arís leis an 2 steaks atá fágtha, le 2 spúnóg breise d'ola olóige.

3. Chun na huibheacha a póitseáil, líon isteach pan ar leith le thart ar 3 orlach uisce. Cuir fínéagar leis agus a thabhairt chun boil. Crack uibheacha, ceann ag an am, isteach i mbabhla beag nó ramekin agus go réidh sleamhnán isteach san uisce suanbhruith. Lig do na huibheacha cócaireacht ar feadh 30 go 45 soicind nó go

dtí go dtosaíonn na whites ag leagan síos. Múch an teas. Clúdaigh agus póitseáil ar feadh 3 go 5 nóiméad, ag brath ar cé chomh bog is mian leat do buíocáin.

4. Idir an dá linn, sa friochtán céanna, teas an 1 spúnóg bhoird d'ola olóige atá fágtha. Cuir gairleog leis agus cócaireacht ar feadh 30 soicind go 1 nóiméad. Cuir stoc leis agus cócaráil agus corraigh ar feadh 1 go 2 nóiméad nó díreach go dtí go mbeidh sé bog.

5. Le riar, roinn cál idir ceithre phláta. Barr gach ceann acu le steak cóilis agus ubh póitseáil. Sprinkle uibheacha leis an ½ taespúnóg atá fágtha Seasúnaithe deatach agus riar láithreach.

TUIRC, SPIONÁISTE AGUS FRITTATA ASPARAGUS

ULLMHAIGH:20 nóiméad Broil: 3 nóiméad Déanann: 2 go 3 riar

BHÍ DATH GLAS AR AN FRITTATA ÁLAINN SEODUL LE CHÉILE GO HAN-TAPA AGUS IS BEALACH IONTACH É CHUN TÚS A CHUR LE DO LÁ - NÓ DEIREADH A CHUR LEIS. TÁ SÉ FOIRFE DO BHÉILE GASTA NUAIR NACH MBÍONN AM AGAT BÉILE A BHFUIL BAINT NÍOS MÓ AIGE LEIS A CHÓCARÁIL. NÍ GÁ PAN IARANN TEILGTHE, ACH TABHARFAIDH SÉ TORTHAÍ AN-MHAITH DUIT.

2 spúnóg bhoird d'ola olóige maighdean breise
1 clove gairleog, mionghearrtha
4 unsa cíche turcaí talún
¼ go ½ teaspoon piobar dubh
½ cupán ½ orlach píosaí fada asparagus úr
1 cupán duilleoga spionáiste leanbh úr, mionghearrtha
4 uibheacha móra
1 spúnóg bhoird uisce
2 taespúnóg dill úr mionghearrtha
1 spúnóg bhoird peirsil úr mionghearrtha

1. Preheat broiler le raca oigheann suite 4 orlach ón eilimint téimh.

2. I sciléad meánach atá sábháilte oigheann, teas 1 spúnóg bhoird d'ola olóige thar teas meánach. Cuir gairleog; cócaireacht agus corraigh go dtí go órga. Cuir an turcaí talún leis; sprinkle le piobar. Cook agus corraigh ar feadh 3 go 4 nóiméad nó go dtí go bhfuil an fheoil donn agus cócaráilte tríd, corraigh le spúnóg adhmaid chun an fheoil a bhriseadh suas. Turcaí bruite a aistriú chuig babhla; chur ar leataobh.

3. Fill ar an skillet go dtí an stovetop; Doirt an 1 tablespoon eile de ola olóige isteach an uile. Cuir asparagus; cócaireacht agus corraigh thar teas meánach go dtí go bog. Corraigh an turcaí bruite isteach sa spionáiste. Cook ar feadh 1 nóiméad.

4. I mbabhla meánach, buille uibheacha le huisce agus dill. Doirt an meascán uibhe thar an meascán turcaí sa phanna róstadh. Cook agus corraigh ar feadh 1 nóiméad. Aistrigh an taosrán go dtí an oigheann agus broil ar feadh 3 go 4 nóiméad nó go dtí go leagtar na huibheacha agus go bhfuil an barr donn. Sprinkle le peirsil mionghearrtha.

UIBHEACHA SCROFA AN TÚINÉIS LE PIOBAIR RÓSTA AGUS HARISSA

ULLMHAIGH:30 nóiméad Broil: 8 nóiméad Seas: 5 nóiméad Cócaireacht: 5 nóiméad
Déan: 4 riar

- 1 piobar milis dearg
- 1 piobar milis buí beag
- 1 piobar beag chili poblano (féach<u>leid</u>)
- 1 spúnóg bhoird d'ola olóige breise maighdean
- 6 uibheacha móra
- ¼ teaspoon cainéal talún
- ½ teaspoon cumin talún
- ⅓ cupán rísíní órga
- ⅓ cupán peirsil úr mionghearrtha
- 1 spúnóg bhoird harissa (féach<u>Oideas</u>)

1. Preheat broiler le raca oigheann suite 3 go 4 ceintiméadar ón teas. Leath piobar ar a fhad; Bain gais agus síolta. Cuir leatha piobar, gearrtha síos taobhanna, ar bhileog bácála scragall-líneáilte. Broil 8 nóiméad nó go dtí go bhfuil craiceann piobar dubh. Wrap piobair i scragall. Lig fionnuar ar feadh 5 nóiméad. bain piobar; bain úsáid as scian géar chun craiceann dubh a craiceann. gearrtha piobar i stiallacha tanaí; chur ar leataobh.

2. I mbabhla mór, cuir uibheacha, cainéal agus cumin le chéile. Cumaisc go dtí frothy. Cuir stiallacha piobar, rísíní, peirsil agus harissa leis.

3. I bhfriochtán mór, teas an ola olóige thar teas meánach. Cuir an meascán uibhe leis an scilet. Cook ar feadh thart ar 5 go 7 nóiméad nó go dtí go bhfuil na huibheacha socraithe ach fós tais agus lonracha, corraigh go minic. Freastal láithreach.

UIBHEACHA SHAKSHUKA

TÚS GO DEIREADH: 35 nóiméad Déanann: 4 go 6 riar

¼ cupán ola olóige maighdean breise
1 oinniún mór, leath agus slisnithe go tanaí
1 piobar milis dearg mór, slisnithe go tanaí
1 piobar mór oráiste milis, slisnithe go tanaí
1 teaspoon cumin talún
½ teaspoon paprika deataithe
½ teaspoon piobar dearg brúite
4 clóibh gairleog, mionghearrtha
2 cannaí 14.5-unsa de thrátaí dísle rósta orgánacha saor ó shalann
6 uibheacha móra
Piobar dubh úr talún
¼ cupán cilantro úr mionghearrtha
¼ cupán basil úr mionghearrtha

1. Déan an oigheann a théamh go 400°F. I bhfriochtán mór atá sábháilte oigheann, teas an ola thar teas meánach. Cuir oinniúin agus piobair milis leis. Cook agus corraigh ar feadh 4 go 5 nóiméad nó go dtí go bhfuil na glasraí bog. Cuir an cumin, paprika, piobar dearg brúite agus gairleog leis; cócaireacht agus corraigh ar feadh 2 nóiméad.

2. Corraigh i trátaí. Beir chun boil; Laghdaigh teas. Suanbhruith, nochta, thart ar 10 nóiméad nó go dtí go tiubh.

3. Raca uibheacha i skillet thar an meascán trátaí. Aistrigh an uile chuig an oigheann réamhthéite. Bácáil, gan chlúdach, ar feadh 7 go 10 nóiméad nó go dtí go bhfuil na huibheacha díreach socraithe (ba chóir go mbeadh buíocáin fós runny).

4. Sprinkle le piobar dubh. Garnish le cilantro agus basil; fónamh láithreach.

UIBHEACHA BÁCÁILTE LE BRADÁN AGUS SPIONÁISTE

ULLMHAIGH: Bácáil ar feadh 20 nóiméad: 15 nóiméad Déan: 4 riar

- 1 spúnóg bhoird d'ola olóige breise maighdean
- 1 spúnóg bhoird duilleoga thyme úr
- Cnó cócó úrghrátáilte
- 10 n-unsa duilleoga spionáiste leanbh (6 chupán pacáilte)
- 2 spúnóg bhoird uisce
- 8 unsa bradán grilled nó rósta
- 1 teaspoon craiceann líomóide grátáilte go mín
- ½ teaspoon Séasúr Toiteach (féach Oideas)
- 8 uibheacha móra

1. Déan an oigheann a théamh go 375°F. Scuab an taobh istigh de cheithre ramkins 6- go 8-unsa le ola olóige. Sprinkle duilleoga tíme go cothrom i measc na gcraobhacha; sprinkle go héadrom le nutmeg freshly grátáilte. Cuir ar leataobh.

2. I sáspan meánach clúdaithe, cuir spionáiste agus uisce le chéile. Beir chun boil; bhaint as teas. Ardaigh agus casadh an spionáiste le tlúnna díreach go dtí go mbeidh sé imithe. Cuir an spionáiste i criathar mín-mhogal; brúigh go daingean chun an iomarca leacht a scaoileadh. Roinn an spionáiste idir ramekins ullmhaithe. Bradán calóg go cothrom idir ramekins. Sprinkle bradán le zest líomóide agus blastán deataithe. Cook 2 de na huibheacha i ngach ramekin.

3. Cuir ramekin líonta i dtráidire bácála mór. Doirt uisce te isteach sa mhias bácála go dtí go dtiocfaidh sé leath bealaigh suas taobhanna na gcromáin. Aistrigh go cúramach an bácála chuig an oigheann.

4. Bácáil ar feadh 15 go 18 nóiméad nó go dtí go bhfuil whites ubh socraithe. Freastal láithreach.

ANRAITH TITIM AMHÁIN LE BEACÁIN, BEACÁIN AGUS BOK CHOY

ULLMHAIGH: 30 nóiméad Seas: 10 nóiméad Cócaire: 5 nóiméad Déan: 4 go 6 riar

0.5 unsa grian-triomaithe wakame
3 spúnóg ola cnó cócó neamhscagtha
2 sailéid, mionghearrtha
Píosa 1 2 orlach de sinséar úr, scafa agus gearrtha i stiallacha an-tanaí matchstick
1 réalta ainíse
1 beacáin shiitake punt, stewed agus slisnithe
1 teaspoon cúig púdar spíosra
¼ teaspoon piobar dubh
8 cupán brat cnámh mairteola (féach<u>Oideas</u>) nó brat mairteola gan salann
¼ cupán sú líomóide úr
3 uibheacha móra
6 oinniúin, slisnithe go tanaí
2 chinn leanbh bok choy, gearrtha i slices ¼-orlach-tiubh

1. I mbabhla meánach, clúdaigh wakame le huisce te. Lig seasamh ar feadh 10 nóiméad nó go dtí go bog agus pliable. Draenáil go maith; sruthlaigh go maith agus taosc arís. Gearr stiallacha wakame i bpíosaí 1-orlach; chur ar leataobh.

2. I bpota mór, teas an ola cnó cócó thar teas meánach. Cuir sailéid, ginger agus ainíse réalta leis. Cook agus corraigh ar feadh thart ar 2 nóiméad nó go dtí go bhfuil na shallots tréshoilseach. Cuir beacáin; cócaireacht agus corraigh ar feadh 2 nóiméad. Sprinkle cúig spíosra púdar agus piobar thar beacáin; cócaireacht agus corraigh ar feadh 1 nóiméad. Cuir wakame in áirithe, brat cnámh mairteola, agus sú líomóide. Tabhair an meascán chun boil.

3. I mbabhla beag, buille uibheacha. Ceobhrán uibheacha buailte isteach sa brat suanbhruith, brat swirling i tairiscint figiúr-ocht. Bain anraith ón teas. Corraigh i oinniúin. Roinn an bok choy idir babhlaí móra te. Ladle anraith isteach babhlaí; fónamh láithreach.

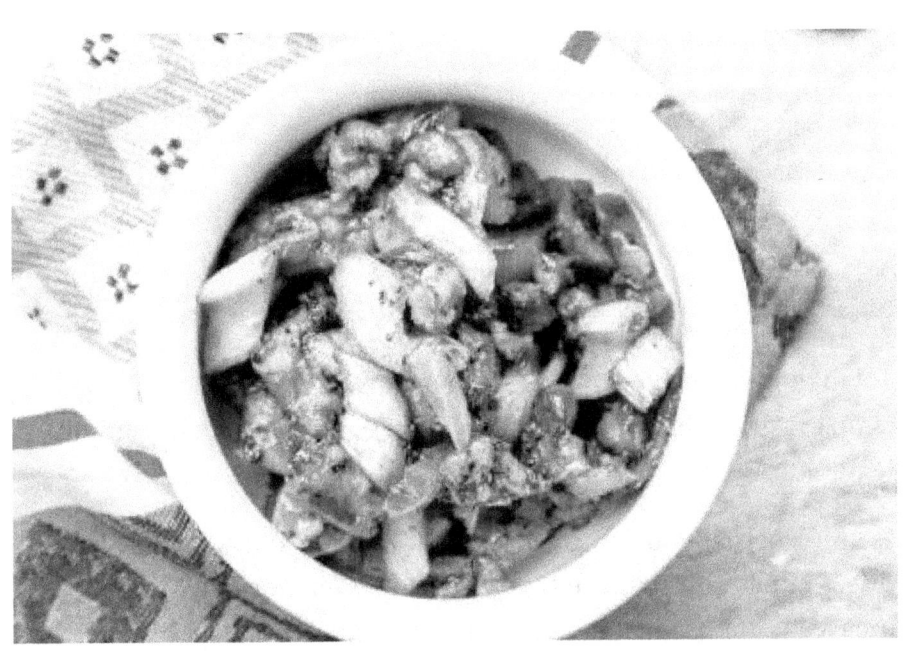

OMELETTE MILIS PEIRSIS

TÚS GO DEIREADH: 30 nóiméad Déanann: 4 riar

6 uibheacha móra
½ teaspoon cainéal talún
¼ teaspoon cardamom talún
¼ teaspoon lus an choire
1 teaspoon craiceann oráiste grátáilte go mín
½ teaspoon sliocht vanilla íon
1 spúnóg bhoird ola cnó cócó scagtha
⅔ cupán caisiú amh, gearrtha go garbh agus rósta
⅔ cupán almóinní amh, mionghearrtha go garbh agus rósta
⅔ cupán pitted agus mionghearrtha dátaí medjool
½ cupán cnó cócó mionghearrtha

1. I mbabhla meánach, whisk uibheacha, cainéal, cardamom, lus an choire, zest oráiste agus sliocht fanaile go dtí go frothy; chur ar leataobh.

2. I bhfriochtán mór, teas an ola cnó cócó thar theas meánach go dtí go mbeidh titim uisce tar éis titim i lár an taosráin. Cuir meascán uibheacha; teas a laghdú go meánach.

3. Lig do na huibheacha cócaireacht go dtí go dtosaíonn siad ag leagan ar imill an uile. Ag baint úsáide as spatula teas-dhíonach, brúigh go réidh imeall amháin den mheascán uibhe isteach i lár an uileáin agus an uileán á chlaonadh le ligean don mheascán uibheacha righin atá fágtha sreabhadh thíos. Déan an próiseas arís timpeall imill an phain go dtí go bhfuil an leacht beagnach socraithe ach go bhfuil na huibheacha fós tais agus lonracha. Scaoil imill an omelet leis an spatula; sleamhnaigh an omelet go réidh amach as an friochtán agus isteach ar phláta riartha.

4. Sprinkle cashews, almóinní, dátaí agus cnó cócó thar an omelette. Freastal láithreach.

SHRIMP AGUS PORTÁN CHAWANMUSHI

ULLMHAIGH:30 nóiméad Cócaire: 30 nóiméad fionnuar: 30 nóiméad Déan: 4 riar

AISTRÍONN "CHAWANMUSHI" GO LITRIÚIL GO "TEACUP STEAMING", TAGRAÍONN SÉ SEO DON CHAOI A NDÉANTAR AN T-UACHTAR UIBHE SEAPÁNACH SEO A CHÓCARÁIL GO TRAIDISIÚNTA - STEAMED I GCUPÁN TAE. IS FÉIDIR AN MHIAS UACHTARÚIL, MILIS A SHEIRBHEÁIL TE NÓ FUARAITHE. TÁ BEAGÁN DE TRIVIA CÓCAIREACHTA: TÁ SÉ AR CHEANN DE NA MIASA SEAPÁINE ANNAMH A ITHE LE SPÚNÓG.

- 2 unsa ribí róibéis úr nó reoite, scafa, deveined agus mionghearrtha
- 1½ unsa duncha úr nó reoite nó feoil phortáin sneachta*
- 2½ cupán brat cnámh sicín (féach<u>Oideas</u>), Broth Cnámh Mairteola (féach<u>Oideas</u>), nó sicín neamhshaillte nó brat mairteola, fuaraithe
- ⅔ cupán beacáin shiitake, stewed agus mionghearrtha
- Píosa 1 1-orlach de sinséar úr, scafa agus slisnithe go tanaí
- ⅛ teaspoon púdar cúig spíosraí saor ó shalann
- 3 uibheacha móra, buailte
- ⅓ cupán zucchini diced beag
- 2 spúnóg bhoird lus an choire úr mionghearrtha

1. Leáigh ribí róibéis agus portán má reoitear iad. Sruthlaigh ribí róibéis agus portán; tirim le tuáillí páipéir. Cuir ar leataobh. I sáspan beag, tabhair 1½ cupán brat, ⅓ cupán beacáin shiitake mionghearrtha, ginger, agus cúig púdar spíosra chun boil; Laghdaigh teas. Boil go réidh go dtí go laghdaítear é go 1 cupán, thart ar 15 nóiméad. Bain an sáspan ón teas. Corraigh i brat 1 cupán eile; lig fuarú go teocht an tseomra, thart ar 20 nóiméad.

2. Nuair a bheidh an brat fuaraithe go hiomlán, buail na huibheacha go réidh isteach sna huibheacha, ag ionchorprú chomh beag aer agus is féidir. Strain an meascán trí chriathar mín-mhogal thar bhabhla; Caith solaid.

3. Roinn na ribí róibéis, an portán, na zucchini, an cilantro, agus na beacáin cupán ⅓ atá fágtha i measc ceithre ramekins nó cupáin 8-go 10-unsa. Roinn an meascán uibheacha idir na ramekins, ag líonadh gach leath go trí cheathrú iomlán; chur ar leataobh.

4. Líon stocphota seach-mhór le 1½ orlach uisce. Clúdaigh agus a thabhairt chun boil. Laghdaigh an teas go meán-íseal. Socraigh na ceithre ramekins taobh istigh den stocphota. Cuir go cúramach go leor uisce fiuchphointe breise le teacht leath bealaigh suas taobhanna na gcranncach. Clúdaigh ramekins go scaoilte le scragall. Clúdaigh an pota le clúdach daingean agus gaile ar feadh thart ar 15 nóiméad nó go dtí go bhfuil an meascán ubh socraithe. Chun tástáil a dhéanamh maidir le deontacht, cuir pioc fiacla isteach i lár na cáise. Nuair a thagann brat soiléir amach, tá sé réidh. Bain go cúramach na ramekins. Lig fionnuar ar feadh 10 nóiméad roimh ag freastal. Freastal te nó fuaraithe.

Nóta: Sula dtosaíonn tú ar an oideas, aimsigh stocphota seach-mhór le clúdach daingean a ligfidh do cheithre chupán nó do chupán seasamh ina seasamh taobh istigh. Cé go bhfuil na mugaí taobh istigh, faigh tuáille cistine 100% glan cadáis nó tuáille a chlúdóidh barr na mugaí gan an clúdach a bhlocáil.

*Leid: Teastaíonn 4 unsa portán sa bhlaosc uait chun 1½ ounce de phortán a fháil.

Leid: Cuirfidh na beacáin agus na spíosraí blas isteach sa bhrat i gcéim 1. Le haghaidh leagan níos tapúla, bain úsáid as 2 chupán brat agus tús a chur le céim 2, gan an ginger, púdar cúig-spíosra, agus ⅓ cupán na shiitakes a fhágáil ar lár. Níl gá le brú ar an meascán ubh.

HASH ISPÍNÍ SICÍN

ULLMHAIGH: 20 nóiméad Cócaire: 15 nóiméad Déan: 4 go 6 riar

CÉ GO BHFUIL AN HASH MILIS SEO FOIRFEDELICIOUS LEIS FÉIN, SCÁINEADH UIBHEACHA ÚRA ISTEACH SA HASH AGUS IAD A CHÓCAIREACHT GO DTÍ GO BEAGÁN DAINGEAN - MAR SIN RITHEANN AN BUÍOCÁN ISTEACH SA HASH - GO HÁIRITHE DELICIOUS.

- 2 phunt de sicín meilte
- 1 teaspoon thyme triomaithe
- 1 teaspoon saoi triomaithe
- ½ teaspoon Rosemary triomaithe
- ¼ teaspoon piobar dubh
- 2 spúnóg bhoird d'ola olóige maighdean breise
- 2 cupáin oinniúin mionghearrtha
- 1 spúnóg bhoird gairleog mhionaithe
- 1 cupán piobar milis glas mionghearrtha
- 1 cupán beets dearg nó órga grátáilte
- ½ cupán brat sicín (féach Oideas) nó brat sicín gan salann

1. I mbabhla mór, cuir sicín talún, thyme, saoi, Rosemary, agus piobar dubh le chéile, ag obair meascán le do lámha chun na spíosraí a dháileadh go cothrom ar fud na feola.

2. I bhfriochtán mór breise, teas 1 spúnóg bhoird den ola os cionn teas meánach. cuir sicín; cócaireacht ar feadh thart ar 8 nóiméad nó go dtí go donn éadrom, corraigh le spúnóg adhmaid a bhriseadh suas an fheoil. Ag baint úsáide as spúnóg slotáilte, bain an fheoil as an friochtán; chur ar leataobh. Taosc saill ó friochtán. Wipe an uile le tuáille páipéar glan.

3. Sa friochtán céanna, teas an 1 spúnóg bhoird ola atá fágtha os cionn teas meánach. Cuir oinniún agus gairleog leis; cócaireacht thart ar 3 nóiméad nó go dtí go bhfuil na oinniúin bog. Cuir piobar milis agus beets mionghearrtha le meascán oinniún; cócaireacht ar feadh thart ar 4 go 5 nóiméad nó go dtí go bhfuil na glasraí tairisceana, corraigh ó am go chéile. Corraigh i meascán sicín in áirithe agus brat cnámh sicín. Teas tríd.

Leid: Más mian leat, déan ceithre fhleasc sa hash; crack ubh i ngach eangú. Clúdaigh agus cócaráil thar theas meánach go dtí go bhfuil na huibheacha bruite go dtí an deonú inmhianaithe.

ISPÍNÍ BRICFEASTA ROSEMARY-PEAR

ULLMHAIGH: 20 nóiméad Cócaire: 8 nóiméad in aghaidh an bhaisc Déan: 4 (2-patty) riar

TUGANN PIORRA SHREDDED AN ISPÍNÍ MILIS SEO BLAS BINNEAS - RUD A CHUIREANN GO MÓR LE BLAS DEATAITHE AN PAPRIKA. BAIN SULT AS IAD INA N-AONAR NÓ LE HUIBHEACHA.

- 1 punt muiceoil talún
- 1 piorra aibí meánach (mar Bosc, Anjou nó Bartlett), scafa, croíthe agus brúite
- 2 spúnóg bhoird oinniúin mionghearrtha
- 2 taespúnóg Rosemary úr mionghearrtha
- 1 teaspoon síolta finéal, brúite
- ½ teaspoon paprika deataithe
- ¼ go ½ teaspoon piobar dubh freshly meilte
- 2 clóibh gairleog, mionghearrtha
- 1 spúnóg bhoird ola olóige

1. I mbabhla meánach, cuir le chéile muiceoil, piorraí, seallóidí, Rosemary, síolta finéal, paprika deataithe, piobar agus gairleog. Measc na comhábhair go réidh go dtí go mbeidh tú comhcheangailte go críochnúil. Roinn an meascán in ocht gcuid chothroma. Déan paistí ocht ½ orlach tiubh.

2. I sciléad mór breise, teas an ola olóige ar theas meánach go dtí go mbeidh sé te. Cuir leath de na patties leis; cócaireacht ar feadh 8 go 10 nóiméad nó go dtí go browned go maith agus cócaráilte, smeach ispíní leath bealaigh tríd. Bain den scilet agus cuir ar phláta páipéir tuáille-líneáilte chun draenáil; Puball go héadrom le scragall chun é a choinneáil te agus na ispíní atá fágtha á gcócaráil.

SCILET MAIRTEOLA SHREDDED I STÍL CHÚBA

TÚS GO DEIREADH: 30 nóiméad Déanann: 4 riar

TÁ BRISKET FÁGTHA OIRIÚNACH LE HÚSÁIDSAN OIDEAS SEO. BAIN TRIAIL AS TAR ÉIS DUIT TAITNEAMH A BHAINT AS BRISKET BRAISED MHEICSICEO LE MANGO, JICAMA, CHILI AGUS SAILÉAD PUMPKIN RÓSTA (FÉACH<u>OIDEAS</u>) NÓ CUMHDAÍONN ROMAINE LE BRISKET MAIRTEOLA MIONGHEARRTHA AGUS HARISSA CHILE DEARG ÚR (FÉACH<u>OIDEAS</u>) DON DINNÉAR.

- 1 braon Greens collard nó 4 chupán spionáiste amh pacáilte go héadrom
- 2 spúnóg bhoird d'ola olóige maighdean breise
- ½ cupán oinniún mionghearrtha
- 2 mheán glas piobair milis, gearrtha i stiallacha
- 2 taespúnóg oregano triomaithe
- ½ teaspoon cumin talún
- ½ teaspoon lus an choire
- ½ teaspoon paprika deataithe
- 3 clóibh gairleog, mionghearrtha
- 2 unsa mairteola bruite, mionghearrtha
- 1 teaspoon craiceann oráiste grátáilte go mín
- ⅓ cupán sú oráiste úr
- 1 cupán trátaí silín leath
- 1 spúnóg bhoird sú líomóide úr
- 1 avocado aibí, síolaithe, scafa agus slisnithe

1. Bain amach agus caith gais tiubh ó Greens collard. Gearr duilleoga i bpíosaí beaga; chur ar leataobh.

2. I bhfriochtán mór breise, teas an ola olóige thar teas meánach. Cuir oinniúin agus piobair milis leis; cócaireacht ar feadh 3 go 5 nóiméad nó díreach go dtí go bhfuil na glasraí bog. Cuir oregano,

cumin, lus an choire, paprika deataithe, agus gairleog leis; corraigh go maith. Cuir mairteoil shredded, craiceann oráiste agus sú oráiste; corraigh a chur le chéile. Cuir na greens agus na trátaí leis. Cook, clúdaithe, ar feadh 5 nóiméad nó díreach go dtí go dtosaíonn na trátaí ag sú amach agus go bhfuil na luibheanna díreach bog. Squeeze le sú líomóide. Freastal le avocado slisnithe.

SCILET SICÍN NA FRAINCE

ULLMHAIGH:40 nóiméad Cócaire: 10 nóiméad Seas: 2 nóiméad Déan: 4 go 6 riar

TÁ SICÍN BRUITE ÁISIÚIL A BHEITH AGATSA CHUISNEOIR CHUN BRICFEASTA SAIBHIR I BPRÓITÉIN A DHÉANAMH I BHFAD NÍOS TAPÚLA. CIBÉ AN SICÍN RÓSTA FÁGTHA É LE CRÓCH AGUS LÍOMÓID (FÉACH<u>OIDEAS</u>) NÓ SICÍN BÁCÁILTE GO SIMPLÍ A DHÉANANN TÚ GO SONRACH LE HÚSÁID I MIASA COSÚIL LEIS AN GCEANN SEO, TÁ SÉ IONTACH A BHEITH AR LÁIMH.

- 1 0.5 unsa pacáiste triomaithe chanterelle beacáin
- 8 unsa de asparagus úr
- 2 spúnóg bhoird de ola olóige
- 1 finéal bolgán meánach, bearrtha agus slisnithe go tanaí
- ⅔ cupán slisnithe leek, páirteanna bán agus glas éadrom amháin
- 1 spúnóg bhoird de Herbes de Provence
- 3 chupán sicín bruite slisnithe
- 1 cupán trátaí mionghearrtha, síolta
- ¼ cupán brat sicín (féach<u>Oideas</u>) nó brat sicín gan salann
- ¼ cupán fíon bán tirim
- 2 taespúnóg craiceann líomóide grátáilte go mín
- 4 chupán mionghearrtha go garbh duilleoga dearg nó tuar ceatha na hEilvéise
- ¼ cupán basil úr mionghearrtha
- 2 spúnóg bhoird mint úr mionghearrtha

1. Beacáin triomaithe rehydrate de réir treoracha pacáiste; taosc. Sruthlaigh agus taosc arís; chur ar leataobh.

2. Idir an dá linn, gearr amach agus caith amach na bunanna adhmaid ó asparagus. Más mian leat, bain amach na scálaí. Asparagus laofachta i bpíosaí 2-orlach. I bpota mór, cócaigh asparagus i fiuchphointe uisce ar feadh 3 nóiméad nó go dtí go

brioscach; taosc. Láithreach plunge isteach in uisce oighir chun stop a fiuchphointe; chur ar leataobh.

3. I skillet seach-mhór, teas an ola thar teas meánach. Cuir finéal, cainneanna, agus luibheanna de Provence; cócaireacht ar feadh 5 nóiméad nó díreach go dtí go dtosaíonn finéal donn, corraigh uaireanta. Cuir na beacáin athhiodráitithe, asparagus, sicín, trátaí, brat cnámh sicín, fíon agus zest líomóide leis. Beir le suanbhruith. Clúdaigh agus laghdaigh an teas go híseal. Suanbhruith ar feadh 5 nóiméad nó díreach go dtí go bhfuil an finéal agus asparagus tairisceana agus na trátaí juicy. Bain as teas. Corraigh isteach an chairt na hEilvéise agus lig seasamh ar feadh 2 nóiméad nó go dtí go bhfuil sé wilted. Sprinkle le basil agus mint.

BREAC LE PRÁTAÍ MILSE SHOESTRING

ULLMHAIGH: 35 nóiméad Bácáil: 6 nóiméad Cócaireacht: 1 nóiméad in aghaidh an bhaisc prátaí Déan: 4 riar

FIÚ MURA BHFUAIR TÚ AN BREACI SRUTHÁN SLÉIBHE, MOTHAÍONN SÉ BEAGÁN COSÚIL LE TAITNEAMH A BHAINT AS "BRICFEASTA COIS ABHANN" IN AICE LE TINE CAMPÁLA ROARING.

    4 6-unsa filléid breac úr nó reoite gan chraiceann, ¼ go ½ orlach tiubh

    1½ taespúnóg Séasúnaithe deatach (féach<u>Oideas</u>)

    ¼ go ½ teaspoon piobar dubh (roghnach)

    3 spúnóg bhoird d'ola cnó cóco scagtha

    1½ punt prátaí milse bán nó buí, scafa

    Ola cnó cóco scagtha le haghaidh friochta *

    Peirsil úr mionghearrtha

    gearrtha oinniún

1. Déan an oigheann a théamh go 400°F. Leáigh iasc, má tá sé reoite. nigh iasc; tirim le tuáillí páipéir. Sprinkle filléid le blastán deataithe agus, más mian, piobar. I scilléad seach-mhór-cruthúnas oigheann, teas 2 spúnóg bhoird ola thar teas meánach. Cuir na filléid sa phanna agus bácáil, gan clúdach, ar feadh 6 go 8 nóiméad nó go dtí go dtosaíonn an t-iasc ag scealpadh nuair a scrúdaítear é le forc. Bain as an oigheann.

2. Idir an dá linn, ag baint úsáide as scian julienne nó mandoline leis an gearrthóir julienne, gearrtha prátaí milse i stiallacha fada tanaí. Wrap stiallacha prátaí i tiús dúbailte tuáillí páipéir agus ionsú uisce breise.

3. I stocphota mór a bhfuil taobhanna 8 n-orlach ar a laghad air, teas 2 go 3 orlach d'ola cnó cóco scagtha go 365 ° F. Cuir na prátaí

go cúramach, thart ar aon cheathrú ag an am, leis an ola the. (Méadóidh an ola sa phota.) Fry thart ar 1 go 3 nóiméad in aghaidh an bhaisc nó go dtí go dtosaíonn tú ag donn, ag corraigh uair nó dhó. Bain na prátaí go tapa le spúnóg fada sliotáin agus taosc ar thuáillí páipéir. (Is féidir le prátaí róchócaireacht go tapa, mar sin seiceáil go luath agus go minic.) Cinntigh go bhfuil an ola téite go 365°F roimh gach baisc prátaí a chur leis.

4. Sprinkle breac le peirsil agus gairleog; fónamh le bróga prátaí milse.

* Leid: Beidh dhá nó trí choimeádán 29-unsa d'ola cnó cócó uait le go mbeidh go leor ola le friochadh.

PATTIES BRADÁN LE SALSA TOMATILLO-MANGO, UIBHEACHA POACHED, AGUS STIALLACHA ZUCCHINI

ULLMHAIGH:25 nóiméad Chill: 30 nóiméad Cócaire: 16 nóiméad Déan: 4 riar

NÍ FÉIDIR CAIFE A BHEITH ANSEOSULA DTÉANN TÚ AG OBAIR AR MAIDIN I RITH NA SEACHTAINE, ACH DÉANANN SÉ BRUNCH DEIREADH SEACHTAINE MÓRTHAIBHSEACH AGUS FÍOR-BHLASTA DO CHAIRDE NÓ DO MHUINTIR

10 n-unsa bradán bruite*
2 uibheacha
½ cupán plúr almond
⅓ cupán prátaí milse mionghearrtha
2 spúnóg bhoird oinniúin slisnithe go tanaí
2 spúnóg bhoird lus an choire úr mionghearrtha
2 spúnóg bhoird chipotle paleo mayo (féachOideas)
1 spúnóg bhoird sú líomóide úr
1 teaspoon spíosraí Mheicsiceo (féachOideas)
Piobar dubh
4 spúnóg bhoird de ola olóige
1 oideas ribíní Zucchini (féachOideas, thíos)
4 uibheacha, poached (féachOideas le haghaidh Steaks agus Uibheacha Cóilis)
Salsa Tomatillo-Mango (féachOideas, thíos)
1 avocado aibí, scafa, síolaithe agus slisnithe

1. Le haghaidh bradáin bradán, bain úsáid as forc i mbabhla mór chun bradán cócaráilte a ghearradh ina phíosaí beaga. Cuir uibheacha, plúr almond, práta milis, úlla, cilantro, chipotle paleo mayo, sú aoil, blastán Mheicsiceo agus piobar chun blas a chur air. Measc go héadrom le cur le chéile. Roinn an meascán in ocht gcuid;

Cruth pie gach cuid. Cuir patties ar bhileog bácála pár-líneáilte. Clúdaigh agus fuaraigh ar feadh 30 nóiméad ar a laghad roimh an friochadh. (Is féidir cácaí a chuisniú 1 lá roimh iad a sheirbheáil.)

2. Déan an oigheann a théamh go 300°F. I sciléad mór neamhmhaide, teas 2 spúnóg bhoird d'ola olóige thar teas meánach. Cuir leath de na cácaí leis an sáspan; cócaireacht ar feadh thart ar 8 nóiméad nó go dtí go donn órga, flipping an císte leath bealaigh tríd an chócaireacht. Aistrigh an císte go dtí bileog bácála pár eile agus cuir san oigheann é. Fry na cácaí atá fágtha sa 2 spúnóg bhoird ola atá fágtha mar a ordaítear.

3. Le riar, socraigh ribíní zucchini i nead ar gach ceann de na ceithre phláta riar. Barr gach ceann acu le 2 chíste bradán, ubh póitseáil, cuid den salsa tomatillo-mango, agus slisní avocado.

Stiallacha zucchini: foircinn Baile Átha Troim 2 zucchini. Ag baint úsáide as mandolin nó peeler glasraí, bearrtha ribíní fada ó gach zucchini. (Chun na ribíní a choinneáil slán, stop bearrtha nuair a shroicheann tú an croí síl i lár an phumpkin.) I sciléad mór, teas 1 spúnóg bhoird ola olóige os cionn teas meánach. Cuir zucchini agus ⅛ teaspoon cumin talún leis; cócaireacht ar feadh 2 go 3 nóiméad nó go dtí go brioscach, ag baint úsáide as tlúnna chun ribíní a chaitheamh go réidh le haghaidh cócaireachta cothrom. Squeeze le sú líomóide.

Salsa Tomatillo-Mango: Réamhthéamh oigheann go 450°F. Leath 8 trátaí. Socraigh trátaí ar bhileog bácála; 1 cupán oinniún mionghearrtha; 1 jalapeño úr mionghearrtha, síolaithe; agus 2 clóibh de garlic, scafa. Toss le 1 spúnóg bhoird ola olóige; caith go cóta. Glasraí rósta ar feadh thart ar 15 nóiméad nó go dtí go dtosaíonn siad a mhaolú agus donn. Fág fuarú ar feadh 10 nóiméad. Aistrigh glasraí agus aon sú chuig próiseálaí bia. Cuir ¾ cupán mango mionghearrtha, scafa agus ¼ cupán cilantro úr leis. Clúdaigh agus cuisle a chop go maith. Aistrigh salsa chuig babhla; corraigh isteach ¾ cupán breise mango mionghearrtha, scafa. (Is féidir salsa a dhéanamh 1 lá roimh ré agus é a chuisniú. Beir go dtí teocht an tseomra sula ndéantar é.)

*Leid: Do bhradán cócaráilte, réamhthéite san oigheann go 425°F. Cuir filléad bradán 8 n-unsa ar bhileog bácála pár-líneáilte. Bácáil ar feadh 6 go 8 nóiméad in aghaidh an ½ orlach tiús na n-iasc nó go dtí go calóga iasc go héasca nuair a thástáil le forc.

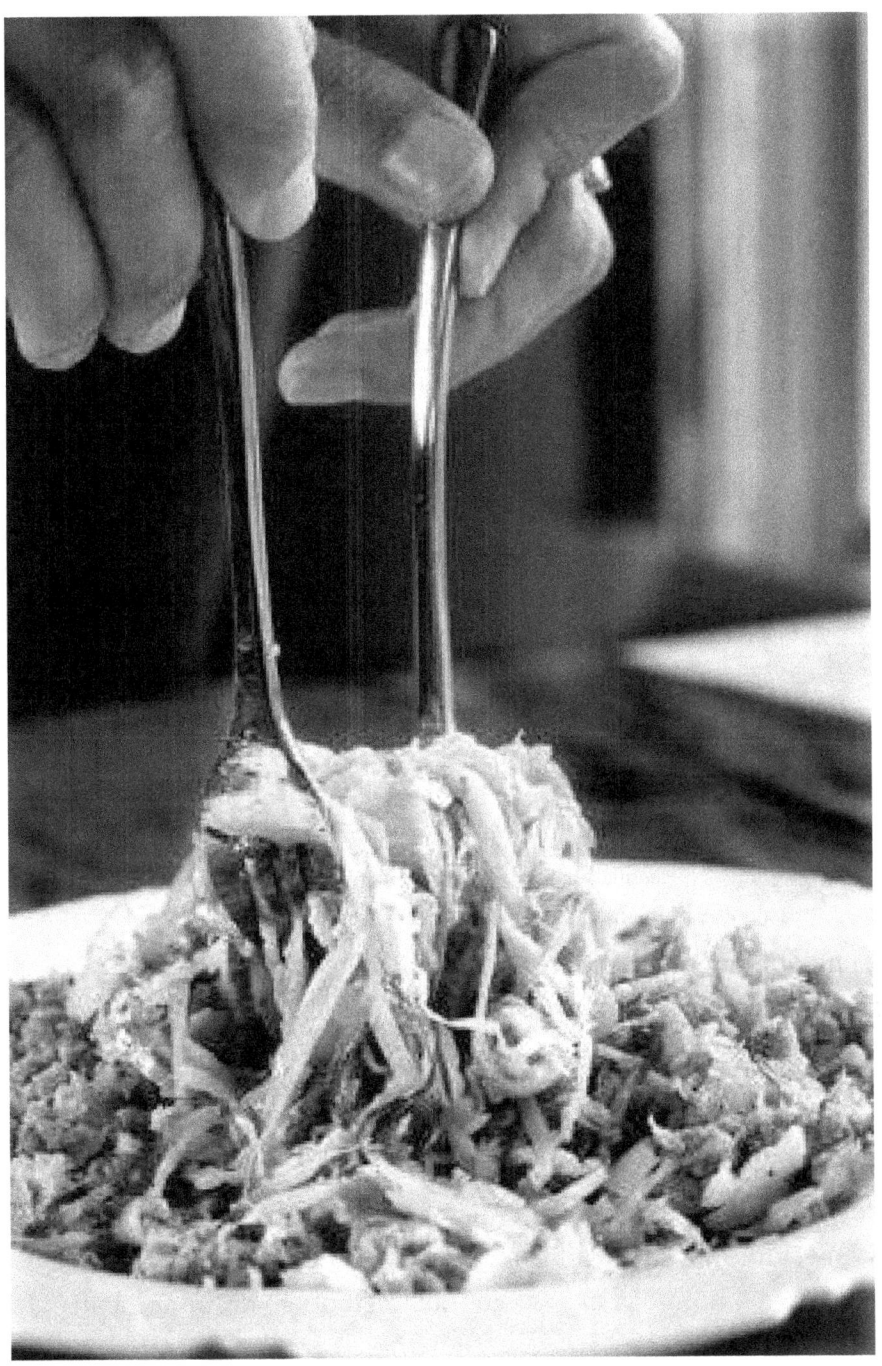

SEAICÍNÍ LÍN APPLE

TÚS GO DEIREADH: 30 nóiméad **Déanann:** 4 riar

TÁ NA FLAPJACKS SEO GAN PHLÚR CRISPYAR AN TAOBH AMUIGH AGUS TAIRISCEANA AR AN TAOBH ISTIGH. DÉANTA LE ÚLL GRÁTÁILTE AGUS GAN ACH BEAGÁN PLÚIR DE SHÍOL ROIS AGUS UIBHEACHA CHUN IAD A CHEANGAL, IS SNEAICEANNA BRICFEASTA IAD IS BREÁ LE PÁISTÍ (AGUS DAOINE FÁSTA FREISIN).

4 uibheacha móra, go héadrom buailte
2 úll mhóra gan scafa, coreded agus mín grátáilte
½ cupán béile lín
¼ cupán gallchnónna mionghearrtha nó pecans
2 taespúnóg craiceann oráiste grátáilte go mín
1 teaspoon sliocht fanaile íon
1 teaspoon cardamom talún nó cainéal
3 spúnóg ola cnó cócó neamhscagtha
½ cupán im almond
2 taespúnóg craiceann oráiste grátáilte go mín
¼ teaspoon cardamom talún nó cainéal

1. I mbabhla mór, le chéile uibheacha, úll grátáilte, flaxseed, gallchnónna, craiceann oráiste, fanaile agus 1 teaspoon cardamom. Corraigh go dtí go comhcheangailte go maith. Lig don fuidrimh seasamh ar feadh 5 go 10 nóiméad chun tiús a dhéanamh.

2. Ar grill nó pan, leá 1 spúnóg bhoird den ola cnó cócó thar teas meánach. I gcás gach seac lín úll, scaoil thart ar ⅓ fuidrimh cupán ar an griddle, ag scaipeadh go héadrom. Cook thar teas meánach ar feadh 3 go 4 nóiméad ar gach taobh nó go dtí go bhfuil na seaicéid donn órga.

3. Idir an dá linn, i mbabhla beag micreathonn-sábháilte, teas im almond ar íseal go dtí go inleata. Freastal ar bharr seacanna lín úll agus sprinkle le craiceann oráiste agus cardamom breise.

ORANGE-GINGER PALEO GRANOLA

ULLMHAIGH:15 nóiméad Boil: 5 nóiméad Seas: 4 nóiméad Bácáil: 27 nóiméad Cool: 30 nóiméad Déan: 8 (½ cupán) riar

AN CNÓ CRUNCHY SEO AGUS TORTHAÍ TRIOMAITHE "GRÁNACH"IS DELICIOUS TOPPED LE ALMOND NÓ BAINNE CNÓ CÓCÓ AGUS ITHE LE SPÚNÓG, ACH A DHÉANANN SÉ FREISIN BRICFEASTA MÓR GRAB-AGUS-DUL NÓ SNACK TIRIM.

⅔ cupán sú oráiste úr

Píosa 1 ½ orlach de sinséar úr, scafa agus slisnithe go tanaí

1 teaspoon duilleoga tae glas

2 spúnóg bhoird ola cnó cócó neamhscagtha

1 cupán almóinní amh mionghearrtha

1 cupán cnónna macadamia amh

1 cupán sceallóga cnónna pistéise amh

½ cupán sceallóga cnó cócó neamh-mhilsithe

¼ cupán aibreoga triomaithe neamh-mhilsithe mionghearrtha

2 spúnóg bhoird triomaithe mionghearrtha, neamhshulfurraithe, gas neamh-mhilsithe figí triomaithe

2 spúnóg bhoird rísíní órga neamh-mhilsithe, neamh-mhilsithe

Bainne almond neamh-mhilsithe nó bainne cnó cócó

1. Déan an oigheann a théamh go 325°F. I sáspan beag teas sú oráiste díreach go dtí go fiuchphointe. Cuir slices ginger. Cook go réidh, gan chumhdach, thart ar 5 nóiméad nó go dtí go laghdaítear é go dtí thart ar ⅓ cupán. Bain as teas; cuir duilleoga tae glas. Clúdaigh agus lig géar ar feadh 4 nóiméad. Strain an meascán sú oráiste trí chriathar mín mogall. Caith amach duilleoga tae agus slisní ginger. Cuir ola cnó cócó leis an meascán te sú oráiste agus corraigh go dtí go leáite. I mbabhla mór le chéile almóinní, cnónna macadamia agus cnónna pistéise. Cuir meascán sú oráiste; caith go cóta. Scaip go cothrom i mias bácála mór rimmed.

2. Bácáil, nochta, ar feadh 15 nóiméad, ag corraigh leath bealaigh tríd an am bácála. Cuir sceallóga cnó cócó; meascán corraigh agus scaipeadh ar shraith chothrom. Bácáil thart ar 12 go 15 nóiméad níos mó nó go dtí go bhfuil na cnónna tósta agus donn órga, corraigh uair amháin. Cuir aibreoga, figí agus rísíní; corraigh go dtí go comhcheangailte go maith. Scaip granola ar phíosa mór scragall nó ar leathán bácála imeallach glan; go hiomlán fionnuar. Freastal le bainne almond nó cnó cócó.

Chun stóráil: Cuir granola i gcoimeádán aerdhíonach; stóráil ag teocht an tseomra ar feadh suas le 2 sheachtain nó i gcuisneoir ar feadh suas le 3 mhí.

PÉITSEOGA STEWED AGUS CAORA LE GÉARCHOR CNÓ CÓCÓ-ALMOND TÓSTA

ULLMHAIGH: 20 nóiméad Bácáil: 1 uair Cócaire: 10 nóiméad Déan: 4 go 6 riar

SÁBHÁIL SEO LE HAGHAIDH SÉASÚR PEACH- GO GINEARÁLTA GO DÉANACH I MÍ IÚIL, LÚNASA, AGUS GO LUATH I MÍ MHEÁN FÓMHAIR SA CHUID IS MÓ DEN TÍR - NUAIR A BHÍONN PÉITSEOGA AR A GCUID IS MILSE AGUS IS MILSE. DÉANANN SÉ SEO BRICFEASTA IONTACH, ACH IS FÉIDIR TAITNEAMH A BHAINT AS FREISIN MAR MHILSEOG

- 6 péitseoga aibí
- ½ cupán péitseoga triomaithe neamh-mhilsithe, neamh-mhilsithe, mionghearrtha*
- ¾ cupán sú oráiste úr
- ¼ cupán ola cnó cócó neamhscagtha
- ½ teaspoon cainéal talún
- 1 cupán calóga cnó cócó neamh-mhilsithe
- 1 cupán almóinní amh mionghearrtha
- ¼ cupán síolta lus na gréine amh neamhshaillte
- 1 spúnóg bhoird sú líomóide úr
- 1 pónaire fanaile, scoilte agus na síolta scríobtha amach
- 1 chupán sútha craobh, sméara gorma, sméara dubha agus/nó sútha talún mionghearrtha

1. I sáspan mór, tabhair 8 gcupán uisce chun boil. Le scian géar, gearrtha X éadomhain ar bun gach peach. Tum na péitseoga, dhá cheann ag an am, in uisce fiuchphointe ar feadh 30 go 60 soicind nó go dtí go dtosaíonn na palms ag scoilteadh. Ag baint úsáide as spúnóg sliotán, aistrigh péitseoga chuig babhla mór uisce oighir. Nuair a bhíonn sé fionnuar go leor le láimhseáil, bain úsáid as scian nó do mhéara chun an craiceann a chraiceann; Craicne

dearadh. Gearr péitseoga ina dingeacha, caith amach na claiseanna; chur ar leataobh.

2. Déan an t-oigheann roimh ré go 250°F. Líne bileog mhór bácála le pár. I próiseálaí bia nó cumascóir, le chéile 1 cupán de na dingeacha phéitseog, na péitseoga triomaithe, ¼ cupán an sú oráiste, an ola cnó cócó agus cainéal. Clúdaigh agus próiseáil nó cumasc go dtí go réidh; chur ar leataobh.

3. I mbabhla mór, cuir na calóga cnó cócó, almóinní agus síolta lus na gréine le chéile. Cuir an meascán peach pureed leis. Oiriúnach le haghaidh sciath. Aistrigh an meascán cnó chuig an mbileog bácála ullmhaithe, ag scaipeadh go cothrom. Bácáil ar feadh 60 go 75 nóiméad nó go dtí go tirim agus crispy, corraigh ó am go chéile. (Bí cúramach gan sruthán, beidh an meascán crisp suas mar a fhuaraíonn sé.)

4. Idir an dá linn, cuir na dingeacha peach atá fágtha i sáspan meánach trom. Corraigh isteach an ½ cupán sú oráiste atá fágtha, sú líomóide agus Bean fanaile scoilte (le síolta). Tabhair chun boil thar teas meánach, corraigh uaireanta. teas a laghdú go híseal; suanbhruith, nochta, ar feadh 10 go 15 nóiméad nó go dtí go tiubhaithe, corraigh ó am go chéile. Bain pod pónairí fanaile. Corraigh i gcaora. Cook ar feadh 3 go 4 nóiméad nó díreach go dtí go bhfuil na caora téite tríd.

5. Le riar, spúnóg péitseoga steamed isteach i mbabhlaí. Sprinkle gach cuid le meascán cnó.

*Tabhair faoi deara: Mura bhfuil tú in ann péitseoga triomaithe gan sulfar a aimsiú, is féidir leat ⅓ cupán aibreoga triomaithe neamhshulfair a úsáid, mionghearrtha, ina ionad sin.

SÚTHA TALÚN-MANGO SMOOTHIES POWER

ULLMHAIGH: 15 nóiméad Cócaire: 30 nóiméad Déan: 4 (thart ar 8-unsa) riar

AN BIATAS SA DEOCH BRICFEASTATUGANN SÉ BORRADH VITIMÍN AGUS MIANRAÍ DÓ AGUS TON DEARG TAIBHSEACH. SOLÁTHRAÍONN AN PÚDAR BÁN UIBHE PRÓITÉIN AGUS FILLTEAR ISTEACH É DE RÉIR MAR A MHEASCTAR AN DEOCH, LE HAGHAIDH SMOOTHIE NÍOS ÉADROIME AGUS NÍOS MÍNE.

1 biatas dearg meánach, scafa agus ceathrúna (thart ar 4 unsa)
2½ cupán sútha talún úra
1½ cupán smután mango neamh-mhilsithe reoite*
1¼ cupán bainne cnó cócó neamh-mhilsithe nó bainne almond
¼ cupán sú pomegranate neamh-mhilsithe
¼ cupán im almond neamhshaillte
2 taespúnóg púdar bán Uibheacha

1. I bpota meánach, cócaigh beets, clúdaithe, i méid beag uisce fiuchphointe ar feadh 30 go 40 nóiméad ** nó go dtí go bhfuil an-bhog. Beets draenáilte; rith uisce fuar thar beets chun fuarú go tapa. Taosc go maith.

2. I cumascóir, le chéile beets, sútha talún, píosaí mango, bainne cnó cócó, sú pomegranate agus im almond. Clúdaigh agus cumasc go dtí go réidh, ag stopadh le scríobadh síos taobhanna an cumascóir mar is gá. Cuir púdar bán leis. Clúdaigh agus meascán díreach go dtí go mbeidh siad comhcheangailte.

* Nóta: Chun píosaí mango úr a reo, socraigh mangoes slisnithe i sraith amháin i mbileog bácála 15 × 10 × 1-orlach atá líneáilte le páipéar céir. Clúdaigh go scaoilte agus reo ar feadh roinnt

uaireanta nó go dtí go daingean. Píosaí mango reoite a aistriú chuig coimeádán aerdhíonach; reo ar feadh suas le 3 mhí.

**Nóta: Is féidir na beets a chócaráil suas le 3 lá roimh ré. Cool na beets go hiomlán. Stóráil i gcoimeádán dúnta go docht i refrigerator.

DÁTA SHAKES

TÚS GO DEIREADH: 10 nóiméad Déan: 2 riar (thart ar 8 n-unsa).

SEO LÉARGAS PALEOCROITH AN DÁTA CREAMY A DHÉANTAR DE GHNÁTH LE HUACHTAR REOITE A BHFUIL AN-TÓIR ORTHU I NDEISCEART CALIFORNIA Ó NA 1930IDÍ. LE DÁTAÍ, BANANAÍ REOITE, IM ALMOND, BAINNE ALMOND, AGUS PÚDAR BÁN UIBHE, IS CINNTE GO BHFUIL AN LEAGAN SEO NÍOS COTHAITHEACH. LE HAGHAIDH LEAGAN SEACLÁIDE, CUIR 1 SPÚNÓG BHOIRD DE PHÚDAR CÓCÓ NEAMH-MHILSITHE.

⅓ cupán dátaí Medjool mionghearrtha, pitted
1 cupán almond neamh-mhilsithe nó bainne cnó cócó (le fanaile más mian)
1 banana aibí, reoite agus slisnithe
2 spúnóg bhoird de im almond
1 spúnóg bhoird púdar bán uibhe
1 spúnóg bhoird de phúdar cócó neamh-mhilsithe (roghnach)
½ teaspoon sú líomóide úr
⅛ go ¼ teaspoon nutmeg meilte*

1. I mbabhla beag, cuir dátaí le chéile agus ½ cupán uisce. MICREATHONNACH ard ar feadh 30 soicind nó go dtí go bhfuil na dátaí bogtha; Tabhair uisce.

2. I cumascóir, le chéile na dátaí, bainne almond, slices banana, im almond, púdar bán uibhe, púdar cócó (má tá sé ag baint úsáide as), sú líomóide agus nutmeg. Clúdaigh agus cumasc go dtí go réidh.

*Leid: Má tá púdar cócó á úsáid agat, bain úsáid as ¼ teaspoon nutmeg meilte.

POPPERS JALAPEÑO STUFFED CHORIZO

ULLMHAIGH: 30 nóiméad bácála: 25 nóiméad a dhéanann: 12 appetizers

CEOBHRÁN D'UACHTAR CAISIÚ CILANTRO-AOILMÚCH AN TINE DE NA SNEAICEANNA SPICY. CHUN BLAS ÉADROM A FHÁIL, CUIR 6 PHIOBAIR MHILSE MIONSAMHLA, GASTA, SÍOLAITHE AGUS LEATH GO HINGEARACH, IN IONAD NA JALAPEÑOS.

- 2 thaespúnóg púdar ancho chile*
- 1½ taespúnóg gairleog gráinnithe gan leasaithigh
- 1½ teaspoon cumin meilte
- ¾ teaspoon oregano triomaithe
- ¾ teaspoon lus an choire
- ½ teaspoon piobar dubh
- ¼ teaspoon cainéal talún
- ⅛ teaspoon clóibh talún
- 12 unsa muiceola
- 2 spúnóg fínéagar fíon dearg
- 6 chilies jalapeño mhóra, gearrtha ina leath go cothrománach agus síolaithe ** (fág na gais slán más féidir)
- ½ cupán uachtar caisiú (féach Oideas)
- 1 spúnóg bhoird cilantro úr mionghearrtha
- 1 teaspoon craiceann aoil grátáilte go mín

1. Déan an oigheann a théamh go 400°F.

2. Le haghaidh chorizo, i mbabhla beag le chéile púdar chili, gairleog, cumin, oregano, lus an choire, piobar dubh, cainéal, agus clóibh. Cuir muiceoil i mbabhla meánach. Oscail go réidh é le do lámha. Sprinkle an meascán spíosraí thar an muiceoil; cuir fínéagar. Corraigh an meascán feola go réidh go dtí go ndéantar spíosraí agus fínéagar a dháileadh go cothrom.

3. Stuif chorizo agus leatha jalapeño, ag roinnt go cothrom agus ag carnadh go héadrom (crapfaidh chorizo de réir mar a chócarálann sé). Socraigh leatha jalapeño líonta ar bhileog mhór bácála rimmed. Bácáil ar feadh 25 go 30 nóiméad nó go dtí go bhfuil an chorizo bruite.

4. Idir an dá linn, i mbabhla beag le chéile uachtar caisiú, cilantro, agus craiceann aoil. Caith jalapeños líonta le meascán uachtar caisiú roimh é a sheirbheáil.

*Nóta: Más mian leat, cuir 2 spúnóg bhoird de paprika agus ¼ teaspoon cayenne talún in ionad an phúdar ancho chile.

**Leid: Tá olaí i bpiobair na Sile ar féidir leo do chraiceann, súile agus an fíochán íogair i do shrón a dhó. Seachain teagmháil dhíreach leis na taobhanna gearrtha agus síolta na chilies oiread agus is féidir. Má dhéanann do lámha nochta teagmháil le haon cheann de na codanna sin de na piobair, nigh do lámha go maith le gallúnach agus uisce te.

GIOTÁN BIATAIS RÓSTA LE CEOBHRÁN ORÁISTE-WALCHNÓ

ULLMHAIGH:Bhácáil 20 nóiméad: 40 nóiméad Marinate: 8 uair an chloig Déan: 12 riar

NÍOR CHÓIR OLA GALLCHNÓ A ÚSÁID LE HAGHAIDH CÓCAIREACHTA RIAMH.NUAIR A THÉITEAR É, CUIREANN A THIÚCHAN ARD DE SHAILLTE IL-NEAMHSHÁITHITHE SEANS MAITH GO OCSAÍDIÚ AGUS GO DÍGHRÁDÚ, ACH TÁ SÉ BREÁ IONTACH A ÚSÁIDTEAR I MIASA A SHEIRBHEÁIL FUAR NÓ AG TEOCHT AN TSEOMRA - MAR AN GCEANN SEO.

3 bhiatas mhóra, slisnithe agus scafa (thart ar 1 punt)
1 spúnóg bhoird ola olóige
¼ cupán ola cnó
1½ taespúnóg craiceann oráiste atá grátáilte go mín
¼ cupán sú oráiste úr
2 taespúnóg sú líomóide úr
2 spúnóg bhoird de gallchnónna mionghearrtha, tósta *

1. Déan an oigheann a théamh go 425°F. Gearr gach biatas i 8 dingeacha. (Má tá beets níos lú, gearr iad ina dingeacha ½-orlach. Beidh tú ag iarraidh thart ar 24 dingeacha san iomlán.) Cuir beets i mias bácála 2-cheathrú; Ceobhrán le ola olóige agus caith chun cóta. Clúdaigh an mhias le scragall. Bácáil, clúdaithe, ar feadh 20 nóiméad. Corraigh beets agus rósta, gan chlúdach, thart ar 20 nóiméad níos mó nó go dtí go bhfuil beets bog. lig fionnuar beagán.

2. Idir an dá linn, le haghaidh marinade, i mbabhla beag le chéile ola gallchnó, craiceann oráiste, sú oráiste agus sú líomóide. Doirt marinade thar beets; clúdach agus cuisnigh ar feadh 8 uair an chloig nó thar oíche. Drain marinade.

3. Cuir na beets i mbabhla riartha agus sprinkle leis na gallchnónna tósta. Freastal le pickles.

*Leid: Chun cnónna a thósta, leathnaigh iad i mias bácála cothrom. Bácáil in oigheann 350°F ar feadh 5 go 10 nóiméad nó go dtí go mbeidh sé donn éadrom, croith an uileán uair nó dhó. Bí ag faire go cúramach ionas nach sruthán siad.

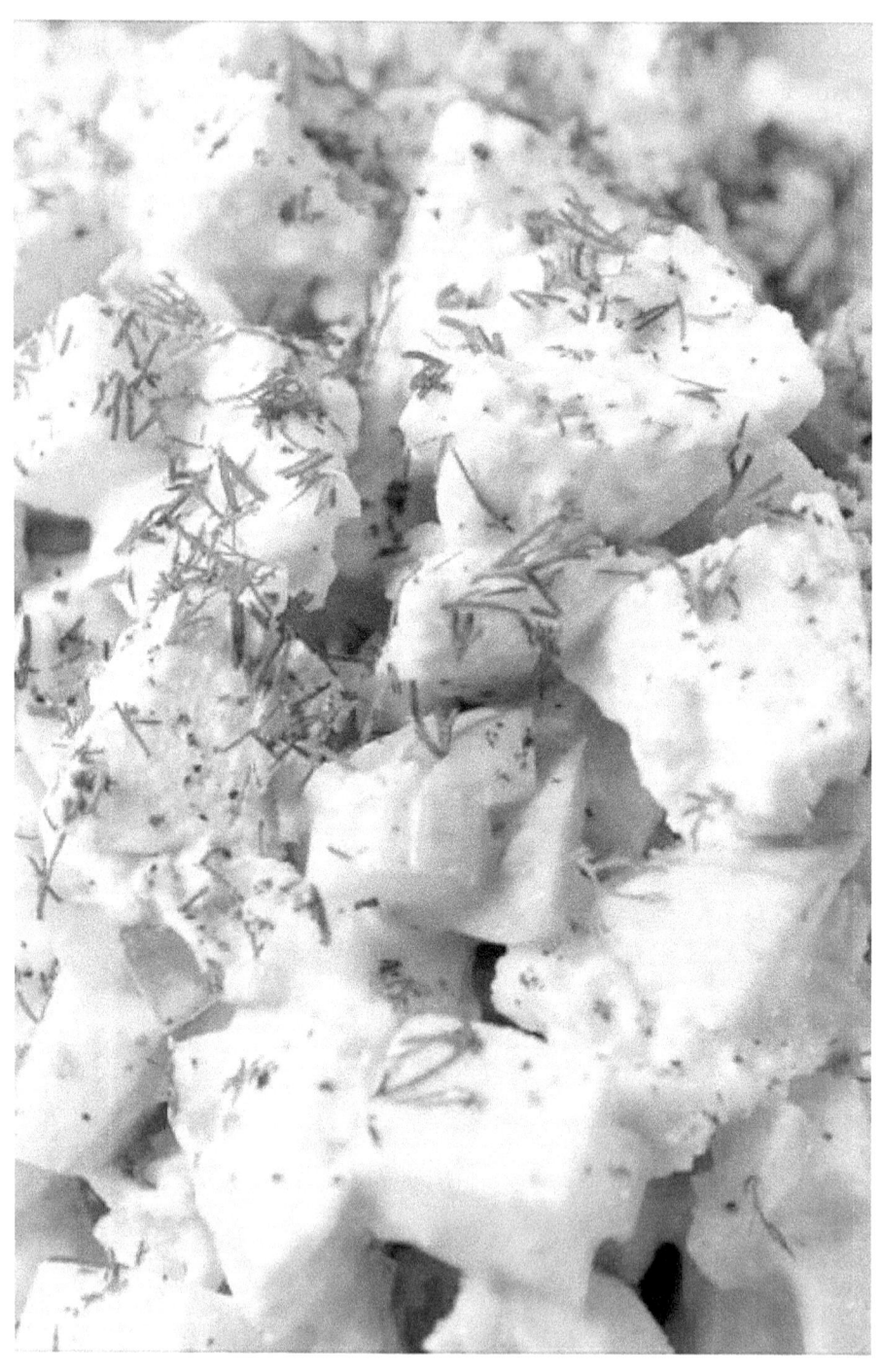

CASSEROLE CÓILIS LE PESTO LUIBH AGUS UAINEOIL

ULLMHAIGH: 45 nóiméad chun cócaireacht: 15 nóiméad a bhácáil: 10 nóiméad Déan: 6 riar

TÁ NA LIATHRÓIDÍ FEOLA AN-ÉADROM AGUS TAIRISCEANA. BEIDH TÚ AG IARRAIDH NA SNEAICEANNA MILIS SEO A SHEIRBHEÁIL LE FORCANNA IONAS GUR FÉIDIR LE HAÍONNA GACH GREIM DEIRIDH A FHÁIL - AGUS A BÉASA A CHOINNEÁIL SLÁN.

- 2 spúnóg bhoird ola cnó cócó scagtha, leáite
- 4 chupán cóilis úr mionghearrtha
- 2 uibheacha móra
- ½ cupán almond béile
- ¼ teaspoon piobar dubh
- 4 anraith
- 12 unsa uaineoil nó muiceoil meilte
- 3 clóibh gairleog, mionghearrtha
- 12 trátaí silíní nó fíonchaor, ceathrúna
- 1 teaspoon spíosra Meánmhara (féach Oideas)
- ¾ cupán cilantro úr pacáilte go docht
- ½ cupán peirsil úr pacáilte go docht
- ¼ cupán mint úr pacáilte go docht
- ⅓ cupán cnónna péine, tósta (féach leid)
- ¼ cupán ola olóige

1. Déan an oigheann a théamh go 425°F. Scuab na íochtair agus taobhanna de dhá chupán muffin 2½-orlach le ola cnó cócó. Cuir ar leataobh. Cuir cóilis i bpróiseálaí bia. Clúdaigh agus cuisle go dtí go bhfuil an chóilis mionghearrtha go mín, ach gan é a ghlanadh. Líon isteach pan mór le huisce go dtí doimhneacht de 1 orlach; thabhairt chun boil Cuir ciseán galtán sa friochtán os cionn uisce.

Cuir cóilis leis an gciseán gaile. Clúdaigh agus gaile ar feadh 4 go 5 nóiméad nó go dtí go tairisceana. Bain an ciseán galtán le cóilis as an friochtán agus cuir ar phláta mór. Lig don chóilis fuarú beagán.

2. I mbabhla mór, buail uibheacha go héadrom le whisk. Corraigh i gcóilis fuaraithe, plúr almond agus piobar. Spúnóg an meascán cóilis go cothrom i gcupáin muifín ullmhaithe. Ag baint úsáide as do mhéara agus as cúl spúnóg, brúigh cóilis ar bhun agus ar thaobh na gcupán.

3. Bácáil cupáin bláthanna dóiteáin ar feadh 10 go 15 nóiméad nó go dtí go bhfuil cupáin bláthanna dóiteáin donn éadrom sna hionaid. Cuir ar raca sreinge ach ná bain as pan.

4. Idir an dá linn, gearrtha slices tanaí, bun bán scartha ó na bairr glas. I bhfriochtán mór cócaráil an t-uan, na píosaí bána gearrtha den garlic, agus an gairleog thar theas meánach go dtí go mbeidh an fheoil bruite, corraigh le spúnóg adhmaid chun an fheoil a bhriseadh suas agus í ag cócaireacht. Bain saill. Cuir codanna glasa de sceallóga, trátaí agus blastán na Meánmhara leis. Cook agus corraigh ar feadh 1 nóiméad. Cuir an meascán uan go cothrom i gcupáin chóilis.

5. Le haghaidh pesto luibh, i bpróiseálaí bia le chéile cilantro, peirsil, mint agus cnónna péine. Clúdaigh agus próiseáil go dtí go bhfuil an meascán mionghearrtha go mín. Agus an próiseálaí ag rith, cuir ola go mall tríd an bhfeadán beathaithe go dtí go mbeidh an meascán comhcheangailte go maith.

6. Rith scian tanaí géar timpeall imill na gcupán cóilis. Bain an cupán as an bpanna go cúramach agus cuir ar phláta riartha é. Spúnóg pesto luibh thar bhabhla cóilis.

DIOP SPIONÁISTE-BLIOSÁN GRÉINE

TÚS GO DEIREADH: 20 nóiméad Déanann: 6 riar

DEALRAÍONN SÉ GO BHFUIL BEAGNACH GACH PÁIRTÍ TUGANN SÉ LEAGAN DE SPIONÁISTE-BHLIOSÁN GRÉINE CHUIG AN MBORD - TE NÓ FUAR - MAR IS BREÁ LE DAOINE É. AR AN DROCHUAIR, NÍ THAITNÍONN NA LEAGANACHA A DHÉANTAR AR BHONN TRÁCHTÁLA – AGUS FIÚ AN CHUID IS MÓ DE NA LEAGANACHA BAILE – LEAT AR AIS. DÉANANN AN CEANN SEO.

1 spúnóg bhoird d'ola ólóige breise maighdean
1 cupán oinniún milis mionghearrtha
3 clóibh gairleog, mionghearrtha
Bosca 1 9-unsa croíthe bhliosán gréine, leáite
¾ cupán paleo mayo (féach Oideas)
¾ cupán uachtar caisiú (féach Oideas)
½ teaspoon craiceann líomóide grátáilte go mín
2 taespúnóg sú líomóide úr
2 thaespúnóg Séasúnaithe deatach (féach Oideas)
2 boscaí 10-unsa spionáiste reoite mionghearrtha, leáite agus draenáilte go maith
Glasraí slisnithe éagsúla cosúil le cucumbers, cairéid agus piobair milis dearg

1. I bhfriochtán mór, teas an ola ólóige thar teas meánach. Cuir oinniúin; cócaireacht agus corraigh thart ar 5 nóiméad nó go dtí go tréshoilseach. Cuir gairleog; cócaireacht ar feadh 1 nóiméad.

2. Idir an dá linn, cuir na bliosáin draenáilte i bpróiseálaí bia atá feistithe leis an lann mionghearrtha/cumaisc. Clúdaigh agus cuisle go dtí go mionghearrtha; chur ar leataobh.

3. I mbabhla beag, cuir le chéile paleo mayo agus uachtar caisiú. Corraigh i zest líomóide, sú líomóide, agus Smoky Seasoning; chur ar leataobh.

4. Cuir bhliosán gréine mionghearrtha agus spionáiste leis an meascán oinniún sa friochtán. Corraigh i meascán maonáis; Teas tríd. Freastal le glasraí slisnithe.

LIATHRÓIDÍ FEOLA NA HÁISE LE ANLANN TUMADÓIREACHTA STAR ANISE

ULLMHAIGH:30 nóiméad Cócaire: 5 nóiméad in aghaidh an bhaisc Déan: 8 riar

CHUN AN T-OIDEAS SEO IS GÁ DUIT ANGAIS AGUS EASNACHA Ó 1 BUNCH DE GREENS MUSTAIRD. DÉAN É AG AN AM CÉANNA A DHÉANANN TÚ SCEALLÓGA GLASA MUSTAIRD SESAME-FLECK (FÉACH<u>OIDEAS</u>) NÓ TOSAIGH LE BRAON GREENS MUSTAIRD AGUS GEARR NA DUILLEOGA NÍOS LÚ MAR AON LEIS NA GAIS AGUS EASNACHA DO NA LIATHRÓIDÍ FEOLA - AGUS SÁBHÁIL NA DUILLEOGA MÓRA LE CORRAIGH ISTEACH LE GAIRLEOG LE HAGHAIDH MIAS TAPA TAOBH.

- Easnacha agus easnacha ó 1 bunch de Greens mustaird
- Píosa 1 6-orlach de ginger úr, scafa agus slisnithe
- 12 unsa muiceola
- 12 unsa turcaí meilte (feoil dorcha agus bán)
- ½ teaspoon piobar dubh
- 4 cupán brat cnámh mairteola (féach<u>Oideas</u>) nó brat mairteola gan salann
- 2 réalta ainíse
- ½ cupán oinniúin mionghearrtha
- 3 taespúnóg craiceann oráiste grátáilte go mín
- 2 spúnóg fínéagar leann úll
- 1 teaspoon Ola Te Chile (féach<u>Oideas</u>, thíos) (roghnach)
- 8 duilleoga cabáiste savoy
- 1 spúnóg bhoird oinniúin mionghearrtha
- 2 taespúnóg brúite piobar dearg

1. Gearr na gais agus easnacha glasa mustaird go mín; Cuir i bpróiseálaí bia. Clúdaigh agus próiseáil go dtí go mionghearrtha. (Ba chóir go mbeadh 2 chupán agat.) Cuir i mbabhla mór. Cuir an

ginger slisnithe sa phróiseálaí bia; clúdach agus próiseáil go dtí go mionghearrtha. Cuir ¼ cupán den sinséar mionghearrtha, muiceoil mheilte, turcaí meilte agus piobar dubh leis an mbabhla. Measc go héadrom go dtí go mbeidh tú comhcheangailte go maith. Déan an meascán feola a mhúnlú ina 32 liathróid feola mion ag baint úsáide as thart ar 1 spúnóg bhoird de mheascán feola do gach liathróid feola.

2. Le haghaidh an snámh ainíse réalta, cuir le chéile i sáspan meánach 2 spúnóg den ginger mionfheoil forchoimeádta, 2 chupán den bhrat cnámh mairteola, 1 ainíse réalta, ¼ cupán muiríní, 2 thaespúnóg den zest oráiste, fínéagar leann úll. , agus , más mian leat, Hot Chile Oil. Beir chun boil; Laghdaigh teas. Suanbhruith, clúdaithe, agus an meatballs cócaireacht.

3. Idir an dá linn, i sáspan meánach eile, le chéile an 2 spúnóg eile ginger mionfheoil, 2 cupán brat, 1 ainíse réalta, ¼ cupán an rinds agus 1 teaspoon craiceann oráiste. Beir chun boil; cuir an oiread liathróidí feola agus a snámhfaidh sa leacht cócaireachta gan a bheith ró-phlódaithe. Déan liathróidí feola a chócaráil ar feadh 5 nóiméad; bhaint le spúnóg. Coinnigh liathróidí feola cócaráilte te i mbabhla riartha agus na liathróidí feola atá fágtha á gcócaráil. Caith leacht cócaireachta.

4. Bain anlann dipping ón teas. Strain agus caith solaid.

5. Le riar, cuir duilleog cabáiste ar phláta gairis agus cuir 4 liathróid feola ar gach duilleog. Ceobhrán le anlann dipping te; sprinkle le oinniúin agus piobar dearg triomaithe.

Ola te na Síle: I sáspan beag, teas 2 spúnóg ola lus na gréine os cionn teas meánach; cuir 2 thaespúnóg brúite piobar dearg agus 2 chiles iomlán triomaithe ancaire. Cook ar feadh 1 nóiméad nó díreach go dtí go dtosaíonn piobair chili ag sileadh (ná lig dóibh donn nó beidh ort tosú arís). Cuir ¾ cupán ola lus na gréine leis; Teas díreach go dtí go te. Bain as teas; lig fuarú go teocht an tseomra. brú ola trí criathar mín-mhogaill; Chiles dearadh. Stóráil ola i gcoimeádán aerdhíonach nó i gcróca gloine sa chuisneoir ar feadh suas le 3 seachtaine.

UIBHEACHA DIABHAL

TÚS GO DEIREADH: 25 nóiméad Déanann: 12 riar

MÁ ROGHNAÍONN TÚ NA HUIBHEACHA DIABHALTA WASABI, BÍ CINNTE A CHUARDACH LE HAGHAIDH PÚDAR WASABI NACH BHFUIL ACH COMHÁBHAIR NÁDÚRTHA, GAN SALANN AGUS GAN AON DATHÚ SAORGA. IS FRÉAMH É WASABI A GHRÁTÁILTEAR AGUS A ÚSÁIDTEAR ÚR NÓ A THRIOMÚ AGUS A MHEILT I BPÚDAR. CÉ GO BHFUIL SÉ DEACAIR PÚDAR WASABI 100% A FHÁIL LASMUIGH DEN TSEAPÁIN - AGUS AN-CHOSTASACH - TÁ PÚDAIR WASABI AR FÁIL GO TRÁCHTÁLA NACH BHFUIL IONTU ACH WASABI, RAIDIS CHAPALL AGUS MUSTAIRD TIRIM.

6 uibheacha crua bruite, scafa *
¼ cupán paleo mayo (féach Oideas)
1 teaspoon mustaird Dijon-stíl (féach Oideas)
1 teaspoon fínéagar leann úll nó fínéagar fíon bán
½ teaspoon piobar dubh
paprika deataithe nó sprigs peirsil úr

1. Gearr uibheacha ina dhá leath go cothrománach. Bain buíocán agus cuir i mbabhla meánach. Socraigh na bánna ar phláta riartha.

2. Le forc, mash an buíocán. Corraigh i paleo mayo, mustaird stíl Dijon, fínéagar agus piobar dubh. Measc go maith.

3. Cuir an meascán buíocán uibhe isteach ina leatha bána uibhe. Clúdaigh agus cuisnigh go dtí an t-am riartha. Garnish le sprigs paprika nó peirsil.

Uibheacha Deviled Wasabi: Ullmhaigh mar a ordaítear, ach amháin an mustaird ar stíl Dijon a fhágáil ar lár agus úsáid ¼ cupán móide 1 teaspoon paleo mayo. I mbabhla beag, le chéile 1 teaspoon púdar wasabi agus 1 teaspoon uisce a dhéanamh taos. Corraigh isteach i meascán buíocán uibhe, mar aon le ¼ cupán oinniúin tanaí slisnithe. Garnish le oinniúin slisnithe.

Uibheacha Deviled Chipotle: Ullmhaigh mar a ordaítear, ach amháin corraigh ¼ cupán cilantro mionghearrtha, 2 spúnóg bhoird oinniún dearg mionghearrtha, agus ½ teaspoon piobar chili talamh isteach sa mheascán buíocán. Sprinkle le piobar chili chili talún breise.

Uibheacha Deviled Feirm Avocado: Laghdaigh paleo mayo go 2 spúnóg bhoird agus fág mustaird agus fínéagar i stíl Dijon. Corraigh ¼ cupán avocado mashed, 2 spúnóg bhoird síobhais úra mionghearrtha, 1 tablespoon sú líomóide úr, 1 tablespoon peirsil mionghearrtha, 1 teaspoon dill mionghearrtha, ½ teaspoon púdar oinniún, agus ¼ teaspoon púdar gairleog isteach sa mheascán buíocán. Garnish le liomóidí mionghearrtha.

*Leid: Chun uibheacha a fhiuchadh go crua, cuir uibheacha i sraith amháin i sáspan mór. Clúdaigh le huisce fuar faoi 1 orlach. Tabhair chun boil thar teas ard. Bain as teas. Clúdaigh agus lig seasamh 15 nóiméad; taosc. Rith uisce fionnuar thar uibheacha; taosc arís.

EGGPLANT RÓSTA AGUS ROLLAÍ ROMESCO

ULLMHAIGH:45 nóiméad Broil: 10 nóiméad Bácáil: 15 nóiméad Déan: thart ar 24 rolla

IS ANLANN TRAIDISIÚNTA SPÁINNEACH É ROMESCODÉANTA AS PIOBAIR MILIS DEARG RÓSTA LE TRÁTAÍ, OLA OLÓIGE, ALMÓINNÍ AGUS GAIRLEOG. DÉANANN AN T-OIDEAS SEO THART AR 2½ CUPÁN ANLANN. STÓRÁIL AON ANLANN ATÁ FÁGTHA I GCOIMEÁDÁN ATÁ SÉALAITHE GO DOCHT SA CHUISNEOIR AR FEADH SUAS LE SEACHTAIN AMHÁIN. BAIN ÚSÁID AS AR FHEOIL RÓSTA NÓ GRILLED, ÉANLAITH CHLÓIS, IASC NÓ GLASRAÍ.

3 piobair milis dearg, leath, baint na gais agus síolú

4 trátaí Roma, mionghearrtha

1 1-punt eggplant, foircinn bearrtha

½ cupán ola olóige maighdean breise

1 spúnóg bhoird de seasoning Meánmhara (féachOideas)

¼ cupán almóinní, tósta (féachleid)

3 spúnóg bhoird vinaigrette gairleog rósta (féachOideas)

Ola olóige breise maighdean

1. Maidir leis an anlann Romesco, preheat broiler le raca oigheann suite 4 go 5 ceintiméadar ón eiliminit téimh. Líne bileog bácála línéadaigh le scragall. Cuir piobair milis, taobhanna gearrtha síos, agus trátaí ar an mbileog bácála ullmhaithe. Broil thart ar 10 nóiméad nó go dtí go bhfuil na lámha dubh. Bain an leathán bácála as an broiler agus fillte na glasraí i scragall; chur ar leataobh.

2. Laghdaigh teocht an oigheann go 400 ° F. Ag baint úsáide as mandilín nó sliseoir, gearr an t-ubhagán ina slisní ¼ orlach ar a fhad. (Ba chóir go mbeadh idir 12 agus 14 slisne agat.) Líne dhá bhileog bácála le scragall; Cuir slices eggplant i sraith amháin ar

bhileog bácála ullmhaithe. Scuab an dá thaobh de slices eggplant le ola olóige; Sprinkle le blastán na Meánmhara. Bácáil ar feadh thart ar 15 nóiméad nó go dtí go tairisceana, ag casadh na slices uair amháin. Socraigh eggplant bácáilte leataobh chun fuarú.

3. I bpróiseálaí bia, cuir na piobair rósta agus na trátaí, na almóinní agus an vinaigrette gairleog rósta le chéile. Clúdaigh agus próiseáil go dtí go réidh, ag cur ola olóige breise mar is gá a dhéanamh anlann mín.

4. Scaip gach slice de eggplant rósta le thart ar 1 teaspoon anlann Romesco. Ag tosú ó dheireadh gearr na slices eggplant friochta, rolladh gach slice isteach i bíseach agus gearrtha i leath crosswise. Daingnigh gach rolla le toothpick adhmaid.

WRAPS VEGGIE-MAIRTEOLA

TÚS GO DEIREADH:Déanann 15 nóiméad: 6 riar (12 wrap)

TÁ NA ROLLAÍ CRUNCHY SEO GO HÁIRITHE GO MAITHDÉANTA LE MAIRTEOIL ATÁ RÓSTA GO MALL FÁGTHA (FÉACH<u>OIDEAS</u>). CABHRÓIDH AN FHEOIL A FHUARÚ ROIMH SLISEADH É A GHEARRADH NÍOS GLAINE, IONAS GUR FÉIDIR LEAT AN GEARRTHA MAIRTEOLA A FHÁIL CHOMH TANAÍ AGUS IS FÉIDIR.

1 piobar milis dearg beag, gas, leath agus síolaithe
2 3-orlach píosaí cúcamar Béarla, leath ar fhad agus seeded
2 3-orlach píosaí cairéad, scafa
½ cupán sprouts raidis daikon
1 punt tairnge mairteola rósta fágtha nó mairteoil rósta eile atá fágtha, fuaraithe
1 avocado, scafa, síolta agus gearrtha i 12 slices
Anlann chimichurri (féach<u>Oideas</u>)

1. Gearr an piobar dearg, an cúcamar agus an cairéad i bpíosaí fada ar mhéid an chliabháin.

2. Mairteoil rósta slisnithe go tanaí (ní mór duit 12 slices). Más gá, gearr na slices chun thart ar 4 × 2 orlach píosaí a dhéanamh. I gcás gach fillte, cuir 4 slisní mairteola i sraith amháin ar dhromchla oibre glan tirim. I lár gach píosa cuir slice avocado, píosa piobar dearg, píosa cúcamar, píosa cairéad agus cuid de na sprouts. Rollaigh an mhairteoil suas agus thar na glasraí. Cuir fillteáin ar phláta, seam na taobhanna síos (cumhdaigh slán le toothpicks más gá). Déan faoi dhó arís chun iomlán de 12 wraps a dhéanamh. Freastal le anlann chimichurri le haghaidh dipping.

GIOTÁIN ENDIVE MEALLÓG AGUS AVOCADO

TÚS GO DEIREADH:Déanann 25 nóiméad: 24 appetizers

DÉANANN DUILLEOGA ENDIVE SCÓIP IONTACHLE HAGHAIDH BÉILÍ SAOR Ó FHORC DE GACH CINEÁL LÍONADH. ANSEO TÁ PIOBAIR AVOCADO-MILIS SAOR Ó CITRIS ACU LE MUIRÍNÍ CAJUN A BHFUIL SLAD ORTHU GO TAPA. IS É AN TORADH AG AN AM CÉANNA CREAMY AGUS CRUNCHY, FIONNUAR AGUS TE.

1 punt muiríní bá úr nó reoite
1 go 2 taespúnóg Cajun seasoning (féachOideas)
24 duilleog endive meánach go mór (ó 3 cinn go 4 chinn an endive)*
1 avocado aibí, scafa, síolaithe agus mionghearrtha
1 piobar milis dearg nó oráiste, gearrtha go mín
2 oinniún glas, mionghearrtha
2 spúnóg bhoird Vinaigrette citris Bright (féachOideas) nó sú líomóide úr
1 spúnóg bhoird d'ola olóige breise maighdean

1. Leáigh muiríní, má reoitear iad. Sruthlaigh muiríní agus triomaigh iad le tuáillí páipéir. I mbabhla meánach, caith muiríní le blastán Cajun; chur ar leataobh.

2. Socraigh duilleoga endive ar phláta mór. I mbabhla meánach, caith go réidh avocado, piobar milis, oinniúin glas agus Vinaigrette Citrus Bright. Spúnóg ar duilleoga endive.

3. I sciléad mór, teas an ola olóige thar theas meánach.** Cuir muiríní leis; cócaireacht ar feadh 1 go 2 nóiméad nó go dtí go teimhneach, corraigh go minic. Spúnóg muiríní thar an meascán avocado ar duilleoga endive. Freastal láithreach nó clúdaigh agus cuisnigh ar feadh suas le 2 uair an chloig. Déan 24 goil.

*Nóta: Cuir na duilleoga níos lú in áirithe chun iad a chopáil agus a chaitheamh isteach i sailéad.

** Nóta: Tá uigeacht mhín ag muiríní bhá agus is féidir leo greamú go héasca agus iad ag cócaireacht. Tá dromchla neamhmhaide ag uileán iarann teilgthe dea-séasúrtha atá ina rogha iontach don phost seo.

SCEALLÓGA MUISIRIÚN OISRÍ HERBED LE LEMON AÏOLI

ULLMHAIGH:Bhácáil 10 nóiméad: 30 nóiméad Cool: 5 nóiméad Déan: 4 go 6 riar

DÉAN É SEO SAN EARRACH AGUS SAN FHÓMHAR,NUAIR A BHÍONN BEACÁIN OISRÍ FLÚIRSEACH. CHOMH MAITH LE BHEITH AN-BHLASTA NUAIR A BHÍONN SIAD RÓSTA LE HOLA OLÓIGE AGUS LE LUIBHEANNA ÚRA, IS FOINSE IONTACH PRÓITÉIN IAD BEACÁIN OISRÍ - SUAS LE 30% DE PHRÓITÉIN DE RÉIR MEÁCHAIN THIRIM - AGUS TÁ COMHDHÚIL AR A DTUGTAR LOVASTATIN IONTU, A CHUIDÍONN LE LEIBHÉIL COLAISTÉARÓL FOLA A LAGHDÚ.

- 1 punt beacáin oisrí, gas
- 2 spúnóg bhoird d'ola olóige maighdean breise
- 3 spúnóg bhoird de rósaire úr mionghearrtha, tíme, saoi agus/nó oregano
- ½ cupán paleo aïoli (gairleog mayo) (féach Oideas)
- ½ teaspoon craiceann líomóide grátáilte go mín
- 1 spúnóg bhoird sú líomóide úr

1. Déan an oigheann a théamh go 400°F. Cuir raca miotail ar bhileog bácála mór; chur ar leataobh. I mbabhla mór le chéile beacáin, ola olóige agus luibheanna úra. Oiriúnach chun na beacáin a bhratú go cothrom. Scaip na beacáin i sraith amháin ar raca sa tráidire bácála.

2. Bácáil ar feadh 30 go 35 nóiméad nó go dtí go bhfuil na beacáin donn, sizzling agus beagán crispy. Cool ar feadh 5 go 10 nóiméad roimh a sheirbheáil (beidh na beacáin crisp suas mar a fhuaraíonn siad).

3. Maidir leis an líomóid aïoli, le chéile paleo aïoli, zest líomóide, agus sú líomóide i mbabhla beag. Freastal le sceallóga muisiriún.

SLISEANNA GLASRAÍ FRÉAMHACHA

TÚS GO DEIREADH: 30 NÓIMÉAD

TÁ NA SLISEANNA CRUNCHY SEO GACH BITECHOMH DELICIOUS LEIS NA CINN A CHEANNAÍONN TÚ SA MHÁLA - GAN A BHEITH FRIOCHTA IN OLA A D'FHÉADFADH A BHEITH MÍSHLÁINTIÚIL (COSÚIL LE CANOLA NÓ BRÉIGE) AGUS LE SALANN BREISE. TOSAIGH LE SLICES AN-TANAÍ CHUN IAD A FHÁIL CHOMH BRIOSC AGUS IS FÉIDIR.

> Prátaí milse, tornapaí, meacain bhána, cairéid, tornapaí, meacain bhána nó rutabaga, scrofa agus scafa
>
> Ola olóige breise maighdean
>
> Meascán de rogha spíosraí (féachOidis)

1. Ag baint úsáide as mandoline nó scian cócaire géar, slice go tanaí na glasraí nó glasraí i slices 1/16 go 1/32 orlach. Aistrigh na slisní chuig babhla uisce oighir agus tú ag obair chun stáirse a bhaint as dromchla na slisní.

2. Ag baint úsáide as spinner sailéad, casadh na slices tirim (nó tirim idir tuáillí páipéir nó tuáillí cadáis glan). Líne pláta atá sábháilte ó mhicreathonn le tuáille páipéir. Socraigh an oiread slisní glasraí agus is féidir leat gan teagmháil a dhéanamh leis an pláta. Scuab le ola olóige agus sprinkle go héadrom le seasoning.

3. MICREATHONNACH ar ard ar feadh 3 nóiméad. Cas na slisní os cionn agus micreathonn ar mheán ar feadh 2 go 3 nóiméad, ag fáil réidh le haon slices donn go tapa. Lean ort ag friochadh ar mheánmhéid i gceann 1 nóiméad go dtí go mbíonn na sceallóga brioscach agus donn éadrom, bí cúramach gan na spíosraí a dhó. Lig do na sceallóga cócaráilte fuarú ar phláta go dtí go mbeidh siad

brioscach go hiomlán, ansin aistrigh chuig babhla riartha. Déan arís le slisní glasraí atá fágtha.

SLISEANNA GLASA MUSTAIRD SESAME-FLECKED

ULLMHAIGH:Bhácáil 10 nóiméad: 20 nóiméad Déanann: 4 go 6 riar

TÁ SIAD SEO COSÚIL LE SLISEANNA CÁL CRISPYACH NÍOS ÍOGAIRE. CHUN IAD A CHOINNEÁIL BRIOSC, DÉAN IAD A STÓRÁIL I MÁLA PÁIPÉIR ROLLTA AGUS NÍ I GCOIMEÁDÁN ATÁ SÉALAITHE GO DOCHT - RUD A DHÉANFAIDH SIAD.

    Baineadh 1 chnuasach glas mustaird, gais agus easnacha*
    2 spúnóg bhoird d'ola olóige maighdean breise
    2 taespúnóg sesame bán
    1 teaspoon síolta sesame dubh

1. Déan an oigheann a théamh go 300°F. Líne dhá bhileog bácála 15×10×1 orlach le páipéar pár.

2. Stróic na greens mustaird ina bpíosaí beaga. I mbabhla mór le chéile Greens agus ola olóige. Oiriúnach le haghaidh sciath, rub go réidh an ola thar dhromchla na duilleoga. Sprinkle le síolta sesame; caith go héadrom le cóta.

3. Socraigh duilleoga mustaird i sraith amháin ar an mbileog bácála ullmhaithe. Bácáil ar feadh thart ar 20 nóiméad nó go dtí go dorcha agus briosc, ag casadh uair amháin. Freastal láithreach nó stóráil sceallóga fuaraithe i mála páipéir ar feadh suas le 3 lá.

*Nóta: Is féidir na gais agus na heasnacha a úsáid chun Liathróidí Feola Áiseacha a dhéanamh le Anlann Tumadóireachta Réalta Anise (féach<u>Oideas</u>).

PEPITAS RÓSTA SPICY

ULLMHAIGH:Bhácáil 5 nóiméad: 20 nóiméad Déan: 2 chupán

IS IAD SEO ACH AN RUD A CRACKNUAIR A BHÍONN OCRAS ORT AGUS I LÁR ITHE. IS SÍOLTA PUMPKIN SCILLIGTHE IAD PEPITAS, ACH IS FÉIDIR LEAT CNÓ COSÚIL LE ALMONDS NÓ PECANS A CHUR IN IONAD MÁS FEARR LEAT.

- 1 gealacán uibhe
- 2 taespúnóg sú líomóide úr
- 1 teaspoon cumin talún
- ½ teaspoon púdar Chili gan salann
- ½ teaspoon paprika deataithe
- ½ teaspoon piobar dubh
- ¼ teaspoon piobar cayenne
- ¼ teaspoon cainéal talún
- 2 chupán pepitas dearg (síolta pumpkin scealla)

1. Déan an oigheann a théamh go 350°F. Líne bileog bácála le páipéar pár; chur ar leataobh.

2. I mbabhla meánach, buail na whites ubh go dtí go mbeidh siad righin. Cuir sú aoil, cumin, púdar chili, paprika, piobar dubh, piobar cayenne, agus cainéal leis. Measc go dtí go comhcheangailte go maith. Cuir pepitas leis. Corraigh go dtí go bhfuil na pepitas brataithe go maith. Scaip pepitas go cothrom ar bhileog bácála ullmhaithe.

3. Bácáil ar feadh thart ar 20 nóiméad nó go dtí go donn órga agus crispy, corraigh go minic. Cé go bhfuil na pepitas fós te, scaradh aon cnapáin.

4. Cool go hiomlán. Stóráil i gcoimeádán aerdhíonach ag teocht an tseomra ar feadh suas le 1 seachtain.

CNÓNNA LUIBH-CHIPOTLE

ULLMHAIGH: 10 nóiméad Bácáil: 12 nóiméad Déan: 4 go 6 riar (2 chupán)

TÁ CHILIES CHIPOTLE TRIOMAITHE, JALAPEÑOS DEATAITHE. CÉ GO BHFUIL AN-TÓIR ORTHU GO TRÁCHTÁLA STÁNAITHE IN ANLANN ADOBO - INA BHFUIL SIÚCRA, SALANN AGUS OLA PÓNAIRE SOIGHE - INA BHFOIRM ÍON, NÍL AON CHOMHÁBHAIR ANN SEACHAS NA CHILES FÉIN. SOLÁTHRAÍONN SIAD BLAS IONTACH, DEATAITHE-TE AR BHIA.

- 1 gealacán uibhe
- 2 spúnóg bhoird d'ola olóige maighdean breise
- 2 teaspoon thyme úr mionghearrtha
- 1 teaspoon Rosemary úr mionghearrtha
- 1 teaspoon talamh chili piobar chili
- 1 teaspoon craiceann oráiste grátáilte go mín
- 2 chupán de chnónna iomlána gan salann (almonds, pecans, gallchnónna agus/nó caisiúnna)

1. Déan an oigheann a théamh go 350°F. Líne bileog bácála 15 × 10 × 1-orlach le scragall; cuir an pan ar leataobh.

2. I mbabhla meánach, buail na whites ubh go dtí go mbeidh siad righin. Cuir ola olóige, thyme, Rosemary, piobar chipotle meilte agus zest oráiste leis. Measc go dtí go chéile. Cuir na cnónna leis agus corraigh go cóta. Cnónna a scaipeadh i sraith amháin sa pan bácála ullmhaithe.

3. Bácáil ar feadh 20 nóiméad nó go dtí go bhfuil na cnónna donn órga agus crispy, corraigh go minic. Cé go bhfuil tú fós te, scar aon chnapáin. Cool go hiomlán.

4. Stóráil i gcoimeádán aerdhíonach ag teocht an tseomra ar feadh suas le 1 seachtain.

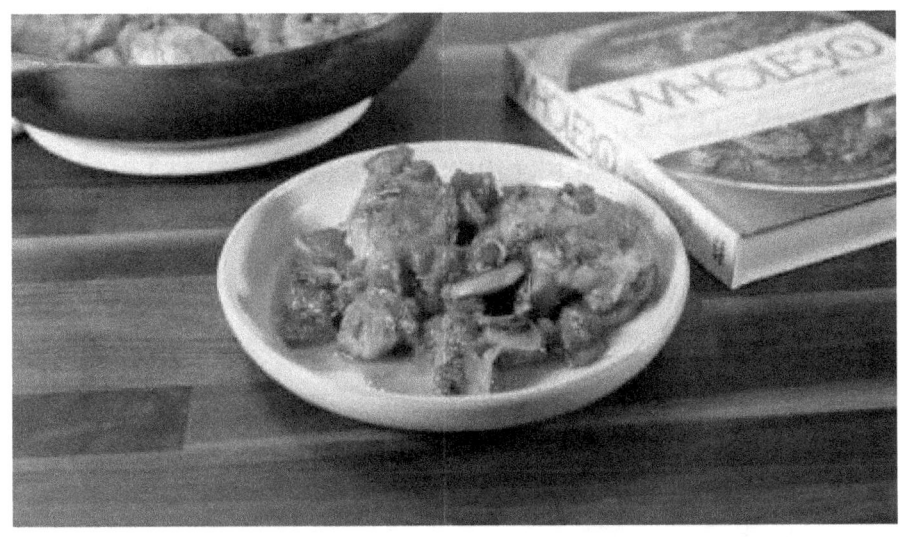

PIOBAR DEARG GRILLED "HUMMUS" LE GLASRAÍ

ULLMHAIGH:20 nóiméad Rósta: 20 nóiméad Seas: 15 nóiméad Déan: 4 riar

MÁS MIAN LEAT, IS FÉIDIR LEAT A DHÉANAMHAN SNÁMH MAITH SEO SUAS LE 3 LÁ ROIMHE SIN. DÉAN É A ULLMHÚ MAR A ORDAÍTEAR LE CÉIM 2, ANSIN DOIRT ISTEACH I MBABHLA RIARTHA. CLÚDAIGH AGUS CUISNIGH AR FEADH SUAS LE 2 LÁ. CORRAIGH AN PEIRSIL DÍREACH ROIMH É A SHEIRBHEÁIL.

- 1 piobar milis dearg meánach, síolaithe agus ceathrúna
- 3 clóibh de garlic, scafa
- ¼ teaspoon ola olóige maighdean breise
- ½ cupán almóinní slisnithe
- 3 spúnóg bhoird de chnónna péine
- 2 spúnóg bhoird de im cnó péine (féachOideas)
- 1 teaspoon craiceann líomóide grátáilte go mín
- 2 go 3 spúnóg bhoird de sú líomóide úr
- ¼ cupán peirsil úr mionghearrtha
- Píosaí glasraí úra (cairéid, piobair milis, cucumbers, soilire agus / nó zucchini)

1. Déan an oigheann a théamh go 425°F. Líne bileog bácála beag le scragall; Cuir ceathrúna piobar, taobhanna gearrtha síos, ar an scragall. Cuir gairleog ar phíosa beag scragall; Ceobhrán le ola olóige. Wrap an scragall thart ar an garlic. Cuir an pacáiste gairleog sa phanna leis na ceathrúna piobar. Piobair rósta agus gairleog ar feadh 20 go 25 nóiméad nó go dtí go bhfuil na piobair charred agus an-bhog. Cuir pacáiste gairleog ar raca sreinge le fuarú. Tabhair an scragall suas timpeall na gceathrúna piobar agus fillte na himill le chéile chun dúnadh. Lig seasamh ar feadh thart ar 15 nóiméad nó go dtí go fionnuar go leor le láimhseáil. Bain úsáid as scian géar

chun imill na gcraicne piobair a scaoileadh; tarraing go réidh síos na lámha i stiallacha agus bain.

2. Idir an dá linn, i sgilet beag tósta cnónna péine thar teas meánach ar feadh 3 go 5 nóiméad nó go dtí go tósta go héadrom. Cool beagán.

3. Aistrigh cnónna tósta chuig próiseálaí bia. Clúdaigh agus próiseáil go dtí go mionghearrtha. Cuir ceathrúna piobar leis, clóibh gairleog, im cnó péine, zest líomóide agus sú líomóide. Clúdaigh agus próiseáil go dtí go bhfuil siad an-réidh, ag stopadh taobhanna an bhabhla a scrapeadh ó am go chéile.

4. Aistrigh an meascán cnó chuig babhla riartha; Corraigh i peirsil. Freastal le glasraí úra chun blas a chur air.

TAE GINGER-HIBISCUS OIGHIR

ULLMHAIGH:10 nóiméad Seas: 20 nóiméad Déan: 6 (8 n-unsa) riar

DÉANANN BLÁTHANNA HIBISCUS TRIOMAITHE AN-ATHSHLÁNÚ,TAE BLAS TARTLY TÓIR I MEICSICEO AGUS ÁITEANNA EILE AR FUD AN DOMHAIN. AG TARRAINGT LE GINGER TUGANN SÉ TINGE BEAG. TÁ SÉ MOLTA AG STAIDÉIR GO BHFUIL HIBISCUS ÚSÁIDEACH CHUN BRÚ FOLA SLÁINTIÚIL AGUS COLAISTÉARÓL A CHOINNEÁIL - AGUS TÁ SÉ AN-ARD I VITIMÍN C.

- 6 cupáin uisce fuar
- 1 cupán bláthanna hibiscus neamhghearrtha, triomaithe (flor de Iamáice)
- 2 spúnóg grátáilte garbh, sinséar úr scafa
- Ciúbanna oighir
- Slisní oráiste agus aoil

1. Tabhair 2 chupán uisce chun boil. Comhcheangail bláthanna hibiscus agus ginger i gcoimeádán mór. Doirt fiuchphointe uisce thar meascán hibiscus; chlúdach agus lig seasamh ar feadh 20 nóiméad.

2. Strain an meascán trí chriathar mín-mhogal isteach i mbabhla mór. Bain solaid. Cuir na 4 cupán uisce fuar atá fágtha leis; mheascadh go maith.

3. Freastal ar thae i spéaclaí arda os cionn oighear. Garnish le slices oráiste agus aoil.

SÚTHA TALÚN-MELON-MIONTAS AGUA FRESCA

TÚS GO DEIREADH: 20 nóiméad Déanta: thart ar 8 riar (10 gcupán)

CIALLAÍONN AGUA FRESCA "FÍORUISCE" SA SPÁINNIS, AGUS MÁS FÉIDIR LEAT FEABHAS A CHUR AR UISCE LE HAGHAIDH ÚRÚCHÁIN, SIN É. BÍONN SIÚCRA BREISE AGUS TORTHAÍ SA CHUID IS MÓ D'AGUA FRESCAS, ACH NÍ BHRAITHEANN SIAD SEO ACH AR AN SIÚCRA NÁDÚRTHA SNA TORTHAÍ. NÍ DHÉANFAIDH AON NÍ BLAS NÍOS FEARR AR LÁ TE - AGUS A DHÉANANN SIAD DEOCH PÁIRTÍ NEAMH-ALCÓLACH IONTACH.

£ 2 sútha talún úra, gearrtha agus leath
3 chupán melon honeydew ciúbach
6 cupáin uisce fuar
1 cupán duilleoga mint úr, stróicthe
Sú 2 aoil, móide dingeacha le riar
Ciúbanna oighir
monaíocht
Slisní aoil

1. I cumascóir le chéile sútha talún, melon agus 2 chupán uisce. Clúdaigh agus cumasc go dtí go réidh. Doirt an meascán trí chriathar mín-mhogal isteach i bpáirc nó i bpróca gloine mór. Bain solaid.

2. I cumascóir, le chéile 1 cupán duilleoga mint, sú líomóide agus 1 cupán uisce. Strain an meascán tríd an criathar mogall mín isteach sa mheascán sútha talún-melóin.

3. Corraigh i 3 chupán uisce. Freastal láithreach nó fuaraigh go dtí go mbeidh tú réidh le freastal. Freastal i spéaclaí arda os cionn oighear. Garnish le duilleoga mint agus dingeacha aoil.

WATERMELON AGUS BLUEBERRY AGUA FRESCA

ULLMHAIGH:20 nóiméad Chill: 2 go 24 uair an chloig Déan: 6 riar

AN PUREE TORTHAÍ DON DEOCH SEOIS FÉIDIR É A CHUISNIÚ IDIR 2 AGUS 24 UAIR AN CHLOIG. TÁ SÉ RUD BEAG DIFRIÚIL Ó ROINNT AGUA FRESCAS SA MHÉID IS GO BHFUIL SÉ UISCE CARBÓNÁITITHE MEASCTHA LEIS NA TORTHAÍ LE HAGHAIDH DEOCH SÚILÍNEACH. BÍ CINNTE A CHEANNACH UISCE MIANRAÍ NÁDÚRTHA CARBÓNÁITITHE - NÍ "SÚILÍNEACH" UISCE NÓ UISCE SÓID, A BHFUIL ARD I SÓIDIAM.

6 cupáin slisnithe, watermelon seeded
1 cupán blueberries úr
¼ cupán duilleoga mint úr pacáilte go scaoilte
¼ cupán sú líomóide úr
12 unsa uisce mianraí carbónáitithe go nádúrtha, fuaraithe
Ciúbanna oighir
Duilleoga miontas
Slisní aoil

1. I cumascóir nó próiseálaí bia, le chéile na ciúbanna watermelon, blueberries, ¼ cupán mint agus sú aoil, ag obair i mbaisceanna más gá. Puree go dtí go réidh. Chill torthaí pureed ar feadh 2 go 24 uair an chloig.

2. Le riar, corraigh uisce súilíneach fuaraithe isteach i meascán torthaí íonaithe. Doirt isteach spéaclaí arda thar oighear. Garnish le duilleoga mint breise agus slices aoil.

CUCUMBER AGUA FRESCA

ULLMHAIGH: 15 nóiméad Chill: 1 uair Déan: 6 riar

TÁ BLAS LICORICE AG BASIL ÚRTÉANN SÉ SEO GO HIONTACH LE TORTHAÍ DE GACH CINEÁL - SÚTHA TALÚN, PÉITSEOGA, AIBREOGA AGUS CANTALOUPE, GO HÁIRITHE.

- 1 cúcamar mór gan síol (Béarla), scafa agus diced (thart ar 2 chupán)
- 1 sú craobh cupán
- 2 aibreoga aibí, gearrtha agus ceathrúna
- ¼ cupán sú líomóide úr
- 1 tablespoon basil úr mionghearrtha
- ½ teaspoon thyme úr mionghearrtha
- 2 go 3 cupáin uisce
- Ciúbanna oighir

1. I cumascóir nó próiseálaí bia, le chéile cúcamar, sútha craobh, aibreoga, sú líomóide, basil agus thyme. Cuir 2 chupán uisce leis. Clúdaigh agus cumasc nó próiseáil go dtí go réidh. Cuir uisce breise, más inmhianaithe, chuig an gcomhsheasmhacht atá ag teastáil.

2. Chill ar a laghad 1 uair an chloig nó suas le 1 seachtain. Freastal i spéaclaí arda os cionn oighear.

CNÓ CÓCÓ CHAI

TÚS GO DEIREADH: 25 nóiméad Déan: 5 go 6 riar (thart ar 5½ cupán)

NÍL TAE SA CHAI SEO-ACH BAINNE CNÓ CÓCÓ DEA-SÉASÚRTHA AGUS SPLANCSCÁILEÁN DE SÚ ORÁISTE ÚR. CHUN BARRNÁIL CHEEKY, IS FÉIDIR BAINNE CNÓ CÓCÓ BREISE A BHUAILEADH SUAS AGUS A CHUR LE GACH RIAR.

12 cardamom iomlán
10 réalta iomlán anises
10 clóibh iomlána
2 taespúnóg piobar dubh
1 teaspoon allspice triomaithe ar fad
4 cupáin uisce
3 bataí cainéil 2½ orlach
Peel 2 2-orlach-fada agus 1-orlach-leathan stiallacha de oráiste
Píosa 1 3-orlach de ginger úr, slisnithe i babhtaí tanaí
½ teaspoon nutmeg talún
Is féidir le 1 15-unsa bainne cnó cócó ar fad
½ cupán sú oráiste úr
2 taespúnóg de shliocht fanaile íon

1. I grinder spíosraí leictreacha, le chéile pods cardamom, anise réalta, clóibh, lus an phiobair agus allspice. Pulse go dtí go talamh an-garbh. (Nó cuir na pods cardamom, an réalta ainíse, clóibh, lus an phiobair agus an spíosraí le chéile i mála plaisteach mór in-athdhíol. Bain úsáid as mallet feola nó bun scilléad tromshaothair chun na spíosraí a mhionbhrú go críochnúil.) Aistrigh na spíosraí go dtí sáspan meánach. ..

2. Tósta go héadrom ar na spíosraí brúite sa sáspan thar theas meánach ar feadh thart ar 2 nóiméad nó go dtí go mbeidh siad cumhra, ag corraigh go minic. Ná sruthán. Cuir leis an uisce, bataí

cainéal, craiceann oráiste, ginger agus nutmeg. Beir chun boil; Laghdaigh teas. Suanbhruith, nochta, ar feadh 15 nóiméad.

3. Corraigh isteach bainne cnó cócó, sú oráiste agus sliocht fanaile. Cook go dtí go téite. Strain trí strainer mogalra mín-lined cheesecloth agus a sheirbheáil láithreach.

TAIRLOIN MAIRTEOLA MALL-RÓSTA

ULLMHAIGH: 10 nóiméad Seas: 50 nóiméad Rósta: 1 uair 45 nóiméad Déan: 8 go 10 riar

IS ÓCÁID SPEISIALTA RÓSTA É SEO, A BHEITH CINNTE. TRÍ LIGEAN DÓ SUÍ AG TEOCHT AN TSEOMRA DÉANTAR DHÁ RUD - CUIREANN SÉ AR CHUMAS AN BLASTÁN AN FHEOIL A BHLAISTIÚ ROIMH RÓSTADH AGUS GIORRAÍONN SÉ AN T-AM CÓCAIREACHTA IONAS GO BHFANANN AN RÓSTA CHOMH BOG AGUS CHOMH SÚMHAR AGUS IS FÉIDIR. NÍOR CHÓIR FEOIL DEN CHÁILÍOCHT SEO A ITHE NÍOS MÓ NÁ MEÁN-ANNAMH. BAIN ÚSÁID AS FUÍOLLACH I GCRANNÁIN VEIGEA-MAIRTEOLA (FÉACH OIDEAS).

- 1 3½ go 4-punt mairtfheola gearrtha sa lár, bearrtha agus ceangailte le sreangán cistine 100% cadáis
- Ola olóige breise maighdean
- ½ cupán Séasúr na Meánmhara (féach Oideas)
- ½ teaspoon piobar dubh
- Ola olóige strufal-insileadh (roghnach)

1. Cuimil gach taobh den mhinín le hola olóige agus cóta le blastán Meánmhara agus piobar. Lig seasamh ag teocht an tseomra ar feadh 30 go 60 nóiméad.

2. Preheat an oigheann go 450°F agus an raca sa tríú íochtair den oigheann. Líne bileog bácála línéadaigh le scragall; Cuir raca ar an mbileog bácála.

3. Cuir an fheoil ar raca ar bhileog bácála. Bácáil ar feadh 15 nóiméad. Laghdaigh an oigheann go 250°F. Rósta ar feadh 1¾ go 2½ uair níos mó nó go dtí go sroicheann an teocht inmheánach 135°F le haghaidh meán-annamh. Bain as an oigheann; Tent le scragall. Lig seasamh feola ar feadh 20 go 30 nóiméad. Bain teaghrán. Gearr feoil i slices ⅓ orlach. Más mian leat, ceobhrán go héadrom an fheoil le hola strufal.

SAILÉAD MAIRTEOLA UATHÚLA I STÍL VÍTNEAIMIS

ULLMHAIGH: 40 nóiméad Reo: 45 nóiméad Chill: 15 nóiméad Seas: 5 nóiméad Déan: 4 riar

CÉ GO BHFUIL AN PRÓISEAS CÓCAIREACHTA LE HAGHAIDH A THOSAÍONN AN FHEOIL I SÚ ANANN FIUCHPHOINTE, CRÍOCHNAÍONN SÉ SA MHEASCÁN DE AOIL AGUS SÚ ANANN FUAR. LEANANN AN T-AIGÉAD SNA SÚNNA SEO LE "CÓCAIREACHT" A DHÉANAMH AR AN BHFEOIL GAN TEAS - AGUS IS FÉIDIR LEIS AN IOMARCA DÍOBH BLAS AGUS MAOL A MHILLEADH.

MAIRTEOIL

1 punt tairisceana mairteola

4½ cupán sú anann 100%.

1 cupán sú líomóide úr

¼ de oinniún dearg, slisnithe go han-tanaí

¼ de oinniún bán, slisnithe go han-tanaí

½ cupán oinniúin slisnithe go tanaí

½ cupán cilantro úr mionghearrtha

½ cupán miontas úr mionghearrtha

½ cupán basil Téalainnis úr mionghearrtha (féach faoi deara)

Cóiriú Macadamia (féach an t-oideas, ar dheis)

SAILÉAD

8 duilleoga leitís cnoic oighir

2 spúnóg bhoird de cashews mionghearrtha, rósta (féach leid)

1 Chili éan Téalainnis, slisnithe go han-tanaí (féach leid) (roghnach)

1 spúnóg bhoird sesame

Piobar dubh

sprigs cilantro úra (roghnach)

Sliseanna aoil (roghnach)

1. Reo mairteola ar feadh thart ar 45 nóiméad nó go dtí go páirteach reoite. Le scian an-ghéar, gearrtha an fheoil i slisní páipéir-tanaí. I sáspan mór teas 4 chupán den sú anann chun boil. Laghdaigh an teas chun an sú a choinneáil ag suanbhruith. Blanch na mairteola i mbaisceanna beaga sna súnna suanbhruith ar feadh cúpla soicind (ba chóir go mbeadh an fheoil fíor-annamh). Croith an barrachas leacht agus cuir an fheoil i mbabhla meánach. Chill feola i refrigerator ar feadh 15 go 20 nóiméad a cool beagán.

2. Cuir an 1 cupán sú aoil agus an ½ cupán sú anann eile leis an bhfeoil sa bhabhla. Lig don mhairteoil "cócaireacht" i súnna ag teocht an tseomra ar feadh 5 go 10 nóiméad nó go dtí an blas atá ag teastáil. Taosc agus squeeze leacht breise ón bhfeoil agus aistrigh chuig babhla mór. Cuir oinniún dearg, oinniún bán, úll, cilantro, mint agus basil; caith a chur le chéile. Doirt cóiriú macadamia thar meascán mairteola; caith go cóta.

3. Chun sailéid a chur le chéile, líneáil gach pláta riartha le 2 duilleog leitís. Roinn an meascán mairteola idir plátaí sailéad-líneáilte. Sprinkle le cashews, chilies Téalainnis (más inmhianaithe), síolta sesame agus piobar dubh chun blas a chur air. Más mian leat, garnish le sprigs cilantro agus a sheirbheáil le dingeacha aoil.

Cóiriú Macadamia: I próca beag le clúdach daingean-fheistiú, le chéile ¼ cupán ola macadamia, 1 tablespoon sú líomóide úr, 1 tablespoon sú anann, agus ¼ go ½ teaspoon piobar dearg brúite. Clúdaigh agus croith go maith.

BRISKET BRAISED MEICSICEO LE MANGO, JICAMA, AN TSILE, AGUS SAILÉAD SÍOLTA PUMPKIN RÓSTA

ULLMHAIGH:20 nóiméad Marinate: Cócaráil Thar Oíche: 3 uair Seas: 15 nóiméad Déan: 6 riar

MARINATE AN BRISKET THAR OÍCHESA MHEASCÁN DE THRÁTAÍ, CHIPOTLE CHILE, AGUS SPÍOSRAÍ MHEICSICEO TÁ BLAS DOCHREIDTE AGUS TENDERNESS TITIM. BÍ CINNTE É A MARINATE I BPOTA NEAMH-IMOIBRÍOCH, MAR SHAMPLA CRUACH DHOSMÁLTA NÓ IARANN TEILGTHE CRUAN. IMOIBRÍONN ALÚMANAM LE COMHÁBHAIR AIGÉADACHA COSÚIL LE TRÁTAÍ AGUS FÉADANN SÉ BLASANNA A CHRUTHÚ - AGUS IS DROCH-SMAOINEAMH É FREISIN AR CHÚISEANNA SLÁINTE (FÉACH"DÍCHUR ALÚMANAM").

BRISKET
- brisket mairteola 1 3-punt
- 2 cupán brat cnámh mairteola (féachOideas) nó brat mairteola gan salann
- Is féidir le 1 15-unsa trátaí brúite unsalted
- 1 cupán uisce
- 1 chipotle triomaithe nó piobar chili ancho, slisnithe
- 2 taespúnóg spíosraí Mheicsiceo (féachOideas)

SAILÉAD
- 1 mango aibí, scafa agus slisnithe
- 1 jicama, scafa agus gearrtha i stiallacha julienne
- 3 spúnóg bhoird de shíolta pumpkin glasa, rósta*
- ½ jalapeño, síolaithe agus mionghearrtha (féachleid)
- 1 go 2 spúnóg bhoird lus an choire úr
- 3 spúnóg bhoird de sú líomóide úr

1 spúnóg bhoird d'ola olóige breise maighdean

Slisní aoil

1. Trim an bhreis saille ó brisket. Cuir in oigheann Ollainnis cruach dhosmálta nó cruan. Cuir brat cnámh mairteola, trátaí neamhdhraenáilte, an t-uisce, piobar chipotle agus blastán Mheicsiceo leis. Clúdaigh agus cuisnigh thar oíche.

2. Cuir oigheann Ollainnis os cionn teas ard; thabhairt chun boil Laghdaigh an teas agus suanbhruith, clúdaithe, ar feadh 3 go 3½ uair an chloig nó go dtí go tairisceana. Bain as an oigheann, uncover agus lig seasamh ar feadh 15 nóiméad.

3. Idir an dá linn, le haghaidh an sailéad, gearrtha mango scafa i slices ¼-orlach-tiubh. Gearr gach slice i 3 stiallacha. I mbabhla meánach, cuir le chéile mango, jicama, síolta pumpkin, jalapeno agus cilantro. I mbabhla beag, corraigh sú líomóide agus ola olóige le chéile; cuir leis an sailéad agus toss; chur ar leataobh.

4. Feoil a aistriú chuig bord gearrtha; gearrtha an fheoil trasna an ghráin. Más mian leat, baste an fheoil le beagán de na súnna cócaireachta. Freastal ar an bhfeoil leis an sailéad. Garnish le sú líomóide.

*Leid: Chun síolta agus cnónna mionghearrtha a thósta, leathnaigh iad i bpanna beag tirime friochta agus teas thar mheánteas díreach go dtí go mbíonn siad órga. Corraigh go minic ionas nach sruthán siad.

FILLTEANN ROMAINE LE BRISKET MAIRTEOLA MIONGHEARRTHA AGUS AN TSILE DEARG ÚR HARISSA

ULLMHAIGH:20 nóiméad Rósta: 4 huaire Seas: 15 nóiméad Déan: 6 go 8 riar

IS ANLANN TE FIERY É HARISSAÓN TÚINÉIS A ÚSÁIDTEAR MAR CHOINÍNÍ LE HAGHAIDH FEOLA AGUS ÉISC RÓSTA AGUS I STOBHAIGH MAR BHLASTÁN. TÁ A LEAGAN FÉIN DE AG GACH CÓCAIRE, ACH - CHOMH MAITH LE CILLÍ - CUIMSÍONN SÉ BEAGNACH I GCÓNAÍ CUMIN, CUMIN, GAIRLEOG, LUS AN CHOIRE AGUS OLA OLÓIGE.

BRISKET
1 3- go 3 ½-punt brisket mairteola
2 taespúnóg talún ancho Chili piobar
1 teaspoon púdar gairleog
1 teaspoon púdar oinniún
1 teaspoon cumin talún
¼ cupán ola olóige maighdean breise
1 cupán brat cnámh mairteola (féach<u>Oideas</u>) nó brat mairteola gan salann

HARISSA
1 teaspoon síolta lus an choire
1 teaspoon grán
½ teaspoon síolta cumin
8 go 10 piobair chili dearg Fresno, piobair chili dearg Anaheim, nó jalapenos dearg, gas, síolaithe (más mian leo), agus mionghearrtha (féach<u>leid</u>)
3 clóibh gairleog, mionghearrtha
duilleoga leitís Romaine

1. Déan an oigheann a théamh go 300°F. Baile Átha Troim aon saill breise as an chíche. I mbabhla beag le chéile ancho piobar chili

talamh, púdar gairleog, púdar oinniún agus cumin. Sprinkle meascán spíosraí thar fheoil; rub i bhfeoil.

2. In oigheann Ollainnis 5- go 6-quart, teas 1 spúnóg bhoird ola olóige thar teas meánach. Donn an chíche ar an dá thaobh san ola te; bain oigheann Ollainnis ón teas. Cuir an brat cnámh mairteola. Clúdaigh agus rósta ar feadh 4 go 4½ uair an chloig nó go dtí go bhfuil an fheoil bog.

3. Idir an dá linn, don harissa, cuir síolta lus an choire, síolta cumin agus síolta cumin le chéile i bhfriochtán beag. Cuir an uile thar teas meánach. Síolta tósta thart ar 5 nóiméad nó go dtí go cumhra, ag croitheadh go minic; lig fuarú. Bain úsáid as grinder spíosraí nó moirtéal agus pestle chun na síolta rósta a mheilt. I bpróiseálaí bia, cuir an meascán síolta talún, chilies úr, gairleog agus na 3 spúnóg bhoird eile d'ola olóige le chéile. Próiseáil go dtí go réidh. Aistriú chuig babhla; clúdach agus cuisnigh ar a laghad 1 uair an chloig.

4. Bain oigheann na hOllainne ón oigheann. Lig seasamh ar feadh 15 nóiméad. Feoil a aistriú chuig bord gearrtha; Gearr feoil trasna an ghráin. Cuir ar phláta riartha é agus ceobhrán le cuid den leacht cócaireachta. Chun freastal, stuif duilleoga romaine le cíche slisnithe; barr le harissa.

SÚIL BHABHTA RÓSTA CRÚSTA LUIBH LE GLASRAÍ FRÉAMH MASHED AGUS ANLANN PAN

ULLMHAIGH: 25 nóiméad Boil: 25 nóiméad Rósta: 40 nóiméad Seas: 10 nóiméad Déan: 6 riar

BÍ CINNTE A SHÁBHÁIL AR FADAN T-UISCE CÓCAIREACHTA NUAIR A DHRAENÁIL TÚ NA GLASRAÍ. ÚSÁIDTEAR AN T-UISCE FORCHOIMEÁDTA I BHFRÉAMHGLASRAÍ AGUS SAN ANLANN DON FHEOIL.

RÓSTA

½ cupán duilleoga úr peirsil pacáilte go docht
¼ cupán thyme úr mionghearrtha
1 spúnóg bhoird piobar dubh scáinte
2 taespúnóg craiceann líomóide grátáilte go mín
4 clóibh de garlic, scafa
4 spúnóg bhoird d'ola olóige maighdean breise
Súil 1 3-punt de rósta cruinn
2 spúnóg bhoird mustaird Dijon (féach Oideas)

ANLANN PAN

1 cupán oinniún mionghearrtha
1 cupán beacáin cnaipe slisnithe
1 duilleog bhá
¼ cupán fíon dearg tirim
1 cupán brat cnámh mairteola (féach Oideas) nó brat mairteola gan salann
1 spúnóg bhoird d'ola olóige breise maighdean
2 taespúnóg sherry nó fínéagar balsamach
1 oideas glasraí fréimhe Puree (féach Oideas, thíos)

1. Seas an raca oigheann sa tríú íochtair den oigheann. Preheat an oigheann go 400°F. I próiseálaí bia, le chéile peirsil, thyme, piobar,

zest líomóide, gairleog agus 2 spúnóg bhoird ola olóige. Pulse go dtí go bhfuil an garlic mionghearrtha go garbh. Socraigh meascán gairleog leataobh.

2. I bpanna friochta meánach nó i bpanna sauté neamh-mhór atá uiscedhíonach, teas an 2 spúnóg bhoird d'ola olóige atá fágtha os cionn teas meánach. Cuir an rósta leis agus cócaráil go dtí go mbeidh siad donn ar gach taobh, thart ar 4 nóiméad ar gach taobh. Bain an rósta as an uile; bain uile as an dóire. Scaip an mustaird stíl Dijon thar an rósta. Sprinkle meascán gairleog ar rósta, brú chun séala. Fill an rósta chuig an bpanna. Rósta, gan chumhdach, ar feadh 40 go 45 nóiméad nó go dtí go gcuirtear teirmiméadar feola isteach i lár na gclár rósta 130° F go 135° F. Aistrigh an fheoil chuig clár gearrtha; puball scaoilte le scragall. Lig seasamh ar feadh 10 nóiméad roimh slicing.

3. Idir an dá linn, le haghaidh an anlann, cuir an pan rósta nó sauté ar an sorn. Teas thar teas meánach. Cuir an oinniún, na beacáin agus an duilleog bhá leis; cócaireacht agus corraigh thart ar 5 nóiméad nó go dtí go bhfuil an oinniún tréshoilseach. Corraigh an fíon; Suanbhruith ar feadh thart ar 2 nóiméad nó go dtí go bhfuil an fíon beagnach galú, scríobadh suas aon giotán donn as an bpanna. Cuir 1 cupán an uisce cócaireachta glasraí in áirithe agus brat cnámh mairteola. Beir chun boil; Laghdaigh teas. Suanbhruith, gan chumhdach, go dtí go laghdaítear anlann go dtí thart ar 1 cupán, thart ar 4 nóiméad, ag corraigh ó am go chéile.

4. Strain an t-anlann trí chriathar mín-mhogal isteach i gcupán mór tomhais; Caith solaid. Cuir ola olóige agus fínéagar isteach san anlann. Freastal mairteola le glasraí fréimhe mashed; sprinkle le anlann.

Glasraí fréimhe measctha: I sáspan mór, cuir 3 cairéid mheánmhéide le chéile, scafa agus gearrtha i bpíosaí móra; 3 meacain bhána, scafa agus gearrtha i bpíosaí móra; 2 beets mheán, scafa agus gearrtha i bpíosaí móra; 1 práta milis mór, scafa agus gearrtha i bpíosaí móra; agus 2 sprig de Rosemary úr. Cuir go leor uisce leis chun glasraí a chlúdach. Beir chun boil; Laghdaigh teas. Suanbhruith, clúdaithe, ar feadh 15 go 20 nóiméad nó go dtí go bhfuil na glasraí an-tairisceana. Taosc na glasraí, ag coimeád an uisce cócaireachta. Bain Rosemary. Cuir na glasraí ar ais chuig an bpanna. Mash le masher prátaí nó meascthóir leictreach, drizzling i gcuid den uisce cócaireachta forchoimeádta go dtí an comhsheasmhacht atá ag teastáil (cuir in áirithe uisce glasraí atá fágtha le haghaidh anlann pan). Séasúr le cayenne.

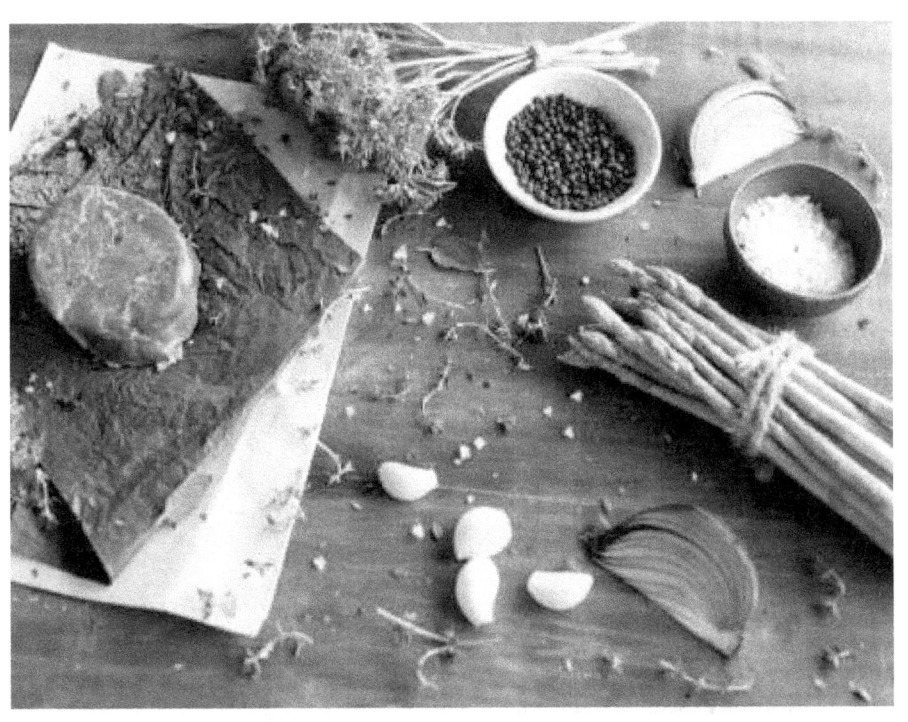

ANRAITH GLASRAÍ MAIRTEOLA LE PESTO PIOBAR DEARG RÓSTA

ULLMHAIGH: 40 nóiméad Cócaire: 1 uair 25 nóiméad Seas: 20 nóiméad Déan: 8 riar

PAPRIKA DEATAITHE - AR A DTUGTAR FREISIN PIMENTON- IS PAPRIKA SPÁINNEACH É A DHÉANTAR TRÍ PHIOBAIR A THRIOMÚ THAR TINE DARACH DEATAITHE, RUD A THUGANN AROMA DOCHREIDTE DÓ. TAGANN SÉ I DTRÍ CHINEÁL - MILIS AGUS ÉADROM (DULCE), MEÁN-TE (AGRIDULCE), AGUS TE (PICANTE). ROGHNAIGH BUNAITHE AR DO BHLAS.

- 1 spúnóg bhoird d'ola olóige breise maighdean
- 2 phunt chuck rósta mairteola gan chnámh, bearrtha den bhreis saille agus gearrtha i gciúbanna 1-orlach
- 1 cupán oinniún mionghearrtha
- 1 cupán cairéid slisnithe
- 1 cupán soilire mionghearrtha
- 1 cupán meacain bhána mionghearrtha
- 1 cupán beacáin úr slisnithe
- ½ cupán beets slisnithe
- ½ teaspoon paprika deataithe
- ½ teaspoon Rosemary triomaithe, brúite
- ½ teaspoon piobar dearg brúite
- ½ cupán fíon dearg tirim
- 8 cupán brat cnámh mairteola (féach Oideas) nó brat mairteola gan salann
- 2 chupán trátaí úra mionghearrtha
- 1 duilleog bhá
- 1 cupán prátaí milse slisnithe, scafa nó scuaise butternut
- 2 chupán duilleoga cál shredded nó cabáiste glas
- ¾ cupán zucchini slisnithe nó scuaise samhraidh buí
- ¾ cupán asparagus mionghearrtha
- ¾ cupán florets cóilis an-bheag

Pesto piobar dearg (féach Oideas, thíos)

1. In oigheann Ollainnis 6- go 8-quart, teas an ola olóige thar teas meánach. Cuir leath na mairteola leis an ola te sa phanna; cócaireacht ar feadh 5 go 6 nóiméad nó go dtí go browned go maith ar gach taobh. Bain na mairteola as an bpanna. Déan leis an mairteoil atá fágtha. Coigeartaigh an teas de réir mar is gá chun na giotán donn ar bhun an phota a sheachaint.

2. Cuir an oinniún, cairéid, soilire, meacain bhána, beacáin agus rósta san oigheann Ollainnis. Laghdaigh an teas go meánach. Cook agus corraigh ar feadh 7 go 8 nóiméad nó go dtí go bhfuil na glasraí briosc-tairisceana, scríobadh suas aon giotáin donn le spúnóg adhmaid. Cuir an paprika, Rosemary agus piobar dearg brúite; cócaireacht agus corraigh ar feadh 1 nóiméad. Corraigh an fíon; suanbhruith go dtí beagnach galú. Cuir an brat cnámh mairteola, trátaí, duilleog bhá, agus mairteoil browned agus súnna bailithe. Beir chun boil; Laghdaigh teas. Suanbhruith, clúdaithe, thart ar 1 uair an chloig nó go dtí go bhfuil mairteoil agus glasraí tairisceana. Corraigh isteach an práta milse agus cál; suanbhruith ar feadh 20 nóiméad. Cuir na zucchini, asparagus agus cóilis leis; Cook thart ar 5 nóiméad nó díreach go dtí briosc-tairisceana.

3. Le riar, cuir an t-anraith isteach i mbabhlaí riartha agus cuir cuid den pesto piobar dearg air.

Pesto Piobar Dearg: Preheat broiler le raca oigheann suite sa tríú uachtarach den oigheann. Cuir 3 phiobair milis dearga ar bhileog bácála scragall-líneáilte. Cuimil dromchlaí piobair le 1 spúnóg bhoird d'ola olóige breise maighdean. Piobair broil ar feadh 10 go 15 nóiméad nó go dtí go dhorchaíonn an craiceann agus bogann na blisters agus na piobair, ag casadh ina dhá leath le linn róstadh. Piobair a aistriú chuig babhla mór. Clúdaigh an babhla le wrap plaisteach. Lig seasamh ar feadh thart ar 20 nóiméad nó go dtí go fionnuar. Bain na síolta, na gais agus na gais ó na piobair agus caith amach. Gearr piobar i bpíosaí. I próiseálaí bia, Pulse ½ cupán duilleoga úr peirsil, ¼ cupán almóinní slisnithe, agus 3 clóibh gairleog go dtí go mionghearrtha. paprika rósta, 2 spúnóg bhoird d'ola olóige maighdean breise, 1 spúnóg bhoird de chraiceann oráiste atá grátáilte go mín, 2 thaespúnóg fínéagar balsamach nó seire agus paprika agus cayenne chun blas a chur air. Pulse go dtí go mionghearrtha, ach ní runny. Más gá, cuir 1 spúnóg bhoird breise d'ola olóige leis chun an comhsheasmhacht atá ag teastáil a bhaint amach. Aistriú chuig coimeádán aerdhíonach. Clúdaigh agus cuisnigh go dtí go mbeidh tú réidh le freastal.

STOBHACH MAIRTEOLA MILIS CÓCARÁILTE GO MALL

ULLMHAIGH:25 nóiméad Boil: 6 nóiméad Seas: 10 nóiméad Cócaire Mall: 9 uair (íseal) nó 4½ uair (ard) + 15 nóiméad (ard) Déan: 4 riar

AN BINNEAS SA STOBHACH CROÍÚIL SEOTHAGANN Ó MÉID BEAG AIBREOGA TRIOMAITHE AGUS SILÍNÍ TRIOMAITHE. CUARDAIGH TORTHAÍ TRIOMAITHE NEAMH-MHILSITHE, NEAMH-MHILSITHE AG AON MHARGADH A IOMPRAÍONN BIANNA IOMLÁNA.

- 1½ punt rósta pota lámh mairteola gan chnámh nó rósta chuck mairteola gan chnámh
- 2 spúnóg bhoird d'ola cnó cócó scagtha
- 1 cupán fiuchphointe uisce
- ½ cupán beacáin shiitake triomaithe
- 1 cupán oinniúin péarla úr scafa nó reoite, leath más mór
- 3 mheacain mheánmhéide, iad a ghearradh ina leath ar a fhad agus a ghearradh trasna i bpíosaí 2 orlach
- 3 cairéad mheánmhéide, iad a ghearradh ina leath ar a fhad agus a ghearradh trasna i bpíosaí 2 orlach
- 6 clóibh de garlic, slisnithe go tanaí
- 1 duilleog bhá
- 1 teaspoon saoi triomaithe nó tíme nó 1 tablespoon saoi úr mionghearrtha nó tíme
- 2½ cupán brat cnámh mairteola (féach<u>Oideas</u>) nó brat mairteola gan salann
- 4 chupán mionghearrtha go mín, cairt nó cál na hEilvéise úr slisnithe
- ½ cupán fíon dearg tirim
- 2 spúnóg bhoird aibreoga triomaithe neamh-mhilsithe mionghearrtha
- 2 spúnóg bhoird de shilíní triomaithe neamh-mhilsithe, neamh-mhilsithe

1. Baile Átha Troim saill ó mairteola. Gearr mairteoil i bpíosaí 1½ orlach. I bhfriochtán mór, teas 1 spúnóg bhoird d'ola cnó cócó thar teas meánach. Cuir mairteoil; cócaireacht ar feadh 5 go 7 nóiméad nó go dtí go browned, corraigh ó am go chéile. Ag baint úsáide as

spúnóg sliotán, aistrigh mairteoil go dtí cócaireán mall 3½ nó 4 ceathair. Déan leis an ola cnó cócó atá fágtha agus mairteoil. Más mian leat, scríob na sileadh ón bpanna friochta isteach sa chócaire leis an mairteoil.

2. Idir an dá linn, i mbabhla beag le chéile an fiuchphointe uisce agus beacáin triomaithe. clúdach ; Lig seasamh ar feadh 10 nóiméad. Taosc beacáin, ag coimeád an leacht maos. Sruthlaigh na beacáin; Gearr na beacáin go mín agus cuir leis an gcócaire leis an mairteoil. Doirt an leacht maos trí criathar mín mogaill isteach sa chócaire mall.

3. Cuir oinniúin, meacain bhána, cairéid, gairleog, duilleog bhá agus saoi triomaithe nó tíme leis (má tá sé á úsáid). Doirt brat cnámh mairteola thar gach rud. clúdach ; cócaireacht ar theas íseal ar feadh 9 go 10 uair an chloig nó ar theas ard ar feadh 4½ go 5 uair an chloig.

4. Bain agus bain an leathán bá. Cuir cairt na hEilvéise, fíon, aibreoga, silíní agus saoi úr nó thyme (má tá sé á úsáid) chun seasamh sa chócaire. Má tá an socrú teasa íseal á úsáid agat, aistrigh go dtí an socrú ardteasa. clúdach ; cócaireacht ar feadh 15 nóiméad níos mó. Le freastal, cuir liach isteach i mbabhlaí teo.

STÉIG CHLIATHPHANSHÉARAITHE LE SPROUTS AGUS SILÍNÍ ÓN MBRUISÉIL

ULLMHAIGH: 20 nóiméad Cócaire: 20 nóiméad Déan: 4 riar

3 spúnóg bhoird d'ola cnó cócó scagtha
1½ punt sprouts Bhruiséil, bearrtha agus ceathrúna
½ cupán sailéid slisnithe
1½ cupán silíní úra
1 teaspoon thyme úr mionghearrtha
1 spúnóg bhoird fínéagar balsamach
1½ punt steak cliathánach mairteola
1 tablespoon Rosemary úr mionghearrtha
2 spúnóg bhoird de thyme úr mionghearrtha
½ teaspoon piobar dubh

1. I bhfriochtán mór, teas 2 spúnóg bhoird d'ola cnó cócó thar teas meánach. Cuir sprouts agus shallots na Bruiséile leis. Cook, clúdaithe, ar feadh 15 nóiméad, ag corraigh ó am go chéile. Cuir na silíní agus an tíme leis, ag corraigh chun aon ghiotáin dhonn a scrapeadh ó bhun an uileáin. Cook, gan clúdach, thart ar 5 nóiméad nó go dtí go bhfuil sprouts na Bruiséile donn agus tairisceana. Cuir fínéagar; bain an uile as an teas.

2. Gearr an steak cliathánach ina cheithre chuid; sprinkle an dá thaobh de gach steak le Rosemary, thyme agus piobar. I bhfriochtán mór breise, teas 1 spúnóg bhoird d'ola cnó cócó thar teas meánach. Cuir steaks leis an milseog; cócaráil ar feadh 8 go 10 nóiméad nó go dtí go gcláróidh teirmiméadar a léitear ar an toirt 145°F do mheán, ag casadh leath bealaigh tríd an chócaireacht.

3. Slice steaks go tanaí ar fud an grán agus a sheirbheáil le sprouts Bhruiséil agus silíní.

ANRAITH STEAK TAOBH NA HÁISE

ULLMHAIGH: 35 nóiméad Cócaire: 20 nóiméad Déanann: 6 go 8 riar

1½ punt steak cliathánach mairteola
2 spúnóg bhoird d'ola olóige maighdean breise
1 beacáin shiitake punt, stewed agus slisnithe
1 oinniúin bun, slisnithe go tanaí
2 chupán bok choy mionghearrtha
1 cupán cairéid tanaí slisnithe
6 clóibh mhóra gairleog, mionfheoil (1 spúnóg bhoird)
1 tablespoon ginger úr mionghearrtha
1 teaspoon piobar dubh
8 cupán brat cnámh mairteola (féach Oideas) nó brat mairteola gan salann
1 leathán feamainne nori, brúite
1 cupán raidis daikon slisnithe go tanaí
⅓ cupán sú líomóide úr
4 uibheacha crua-bruite, scafa agus leath
Slisní aoil

1. Más mian leat, reo go páirteach mairteoil le haghaidh slicing níos éasca (thart ar 20 nóiméad). Gearr an steak cliathánach ina dhá leath ar a fhad agus ansin slice go tanaí gach leath trasna an ghráin ina stiallacha. Gearr stiallacha i leath. In oigheann Ollainnis 6-cheathrú, teas 1 spúnóg bhoird den ola olóige thar teas meánach. Cuir leath an steak cliathánach leis; cócaireacht thart ar 3 nóiméad nó go dtí go browned go maith, corraigh ó am go chéile. Bain feoil as an uile; arís leis an ola olóige atá fágtha agus steak taobh. Bain an steak as an oigheann Ollainnis agus ar leataobh.

2. Laghdaigh an teas go meánach; cuir beacáin shiitake, sceallóga, bok choy, cairéid, gairleog agus piobar chuig an

oigheann Duitseach. Cook ar feadh 5 nóiméad, corraigh go minic. Cuir an steak cliathánach, brat cnámh mairteola, agus feamainn mionbhruite leis an oigheann Ollainnis. Beir chun boil; Laghdaigh teas. Suanbhruith, clúdaithe, thart ar 5 nóiméad nó go dtí go bhfuil cairéid tairisceana.

3. Cuir raidis daikon, sú líomóide agus uibheacha crua bruite leis an anraith. Fill ar ais anraith le suanbhruith. Múch an teas láithreach. Ladle anraith isteach i mbabhlaí freastail téite. Garnish le sú líomóide.

STIR-FRY STEAK TAOBH LE RÍS SESAME-CÓILIS

TÚS GO DEIREADH: 1 UAIR DÉAN: 4 RIAR

1½ punt steak cliathánach mairteola
4 cupáin chóilis mionghearrtha
2 spúnóg bhoird de sesame
2 taespúnóg ola cnó cócó scagtha
¾ teaspoon piobar dearg brúite
¼ cupán cilantro úr mionghearrtha
3 spúnóg bhoird d'ola cnó cócó
½ cupán oinniúin slisnithe go tanaí
1 spúnóg bhoird de sinséar úr grátáilte
6 clóibh gairleog, mionfheoil (1 spúnóg bhoird)
1 spúnóg bhoird de lemongrass úr slisnithe go tanaí
2 phiobar milis dearg, glas agus/nó buí, síolaithe agus gearrtha i stiallacha
2 chupán florets brocailí beag
½ cupán brat cnámh mairteola (féach<u>Oideas</u>) nó brat mairteola gan salann
¼ cupán sú líomóide úr
Oinniún slisnithe (roghnach)
piobar dearg triomaithe (roghnach)

1. Más mian leat, reo go páirteach an steak taobh le haghaidh gearrtha níos éasca (thart ar 20 nóiméad). Gearr steak cliathánach ina leath ar a fhad; slice gach leath go tanaí ar fud an grán i stiallacha. Socraigh stiallacha feola ar leataobh.

2. Maidir leis an rís cóilis, cuir 2 chupán cóilis i bpróiseálaí bia go dtí go bhfuil na píosaí méid ríse; Aistriú chuig babhla meánach. Déan arís leis an 2 chupán cóilis atá fágtha. I bhfriochtán mór, tósta na síolta sesame thar teas meánach ar feadh thart ar 2 nóiméad nó go dtí go mbeidh siad órga.

Cuir an 2 thaespúnóg d'ola cnó cócó agus ¼ teaspoon an piobar dearg grátáilte leis; cócaireacht ar feadh 30 soicind. Cuir rís cóilis agus cilantro le skillet; a corraigh teas a laghdú; cócaireacht, clúdaithe, ar feadh 6 go 8 nóiméad nó go dtí go bhfuil cóilis díreach tairisceana. Choimeád te.

3. I bhfriochtán mór breise, teas 1 spúnóg bhoird d'ola cnó cócó thar teas meánach. Cuir leath de na stiallacha feola leis; cócaireacht agus corraigh go dtí an blas atá ag teastáil. Bain feoil as an friochtán. Déan arís le 1 spúnóg bhoird d'ola cnó cócó atá fágtha agus na stiallacha feola atá fágtha; Socraigh an fheoil ar leataobh. Taosc an damhán alla.

4. Sa friochtán céanna, teas an 1 spúnóg bhoird d'ola cnó cócó atá fágtha thar teas meánach. Cuir úlla, ginger, gairleog, lemongrass, agus fágtha ½ teaspoon piobar dearg brúite go dtí anlann; cócaireacht agus corraigh ar feadh 30 soicind. Cuir piobair milis, brocailí, agus brat cnámh mairteola leis an skillet. Cook thart ar 5 nóiméad nó go dtí go bhfuil brocailí tairisceana, corraigh ó am go chéile. Corraigh feoil isteach i sú líomóide; cócaireacht ar feadh 1 nóiméad níos mó. Freastal thar rís chóilis. Más mian leat, cuir gairleog bhreise agus/nó piobar dearg brúite air.

STÉIG CLIATHÁNACH LÍONTA LE ANLANN CHIMICHURRI

ULLMHAIGH:30 nóiméad Rósta: 35 nóiméad Seas: 10 nóiméad Déan: 4 riar

1 práta milis meánach, scafa (thart ar 12 unsa)
1 spúnóg bhoird d'ola olóige breise maighdean
6 clóibh gairleog, mionfheoil (1 spúnóg bhoird)
2 taespúnóg ola olóige maighdean breise
1 5-unsa pacáiste spionáiste leanbh úr
1½ punt steak taobh
2 taespúnóg piobar dubh scáinte
2 spúnóg bhoird d'ola olóige maighdean breise
½ cupán Anlann Chimichurri (féachOideas)

1. Déan an oigheann a théamh go 400°F. Líne bileog mhór bácála le pár. Bain úsáid as mandólín, gearr an prátaí milse ar a fhad ina slisní timpeall ⅛ orlach ar tiús. I mbabhla meánach, caith slisní prátaí milse le 1 spúnóg bhoird ola. Socraigh na slices i sraith chothrom ar an mbileog bácála ullmhaithe. Rósta thart ar 15 nóiméad nó go dtí go tairisceana. Lig fionnuar.

2. Idir an dá linn, cuir an garlic agus 2 thaespúnóg d'ola olóige le chéile i bpanna mór breise atá uiscedhíonach. Cócaráil thar teas meánach ar feadh thart ar 2 nóiméad nó go dtí go bhfuil an gairleog bruite go héadrom ach gan a bheith donn, ag corraigh uaireanta. Cuir an spionáiste leis an sáspan; cócaireacht go dtí imithe. Aistrigh spionáiste go pláta chun fuarú; cuir an caife ar leataobh.

3. Scóráil an dá thaobh den steak cliathánach trí chiorruithe cothroma, trasnánacha a dhéanamh thart ar 1 orlach óna chéile i bpatrún diamanta. Cuir an steak cliathánach idir

dhá phíosa fillte plaisteach. Ag baint úsáide as an taobh cothrom de mhailéad feola, punt an steak go dtí go bhfuil sé thart ar ½ orlach tiubh. Squeeze leacht breise as an spionáiste bruite agus Doirt go cothrom thar steak. Barr le prátaí milse, slisní forluiteacha de réir mar is gá. Ag tosú ó thaobh fada, rolladh suas an steak cliathánach. Ceangail steak rollta ag eatraimh 1 orlach le sreangán cistine cadáis 100%. Sprinkle le piobar dubh scáinte.

4. Cuir 2 spúnóg ola leis an scilet a úsáidtear chun an spionáiste a chócaráil. Cuir feoil leis an skillet; cócaireacht go dtí go browned ar gach taobh, ag casadh feola mar is gá chun donn go cothrom. Cuir an uileán le feoil san oigheann. Rósta, gan chumhdach, ar feadh 20 go 25 nóiméad nó go dtí go mbeidh 145°F ag teirmiméadar feola a léitear ar an toirt a chuirtear sa lárionad.

5. Bain an fheoil as an friochtán agus clúdaigh le scragall. Lig seasamh ar feadh 10 nóiméad. Bain teaghrán cistine; Gearr an fheoil go slisní ½ orlach tiubh. Freastal le anlann chimichurri.

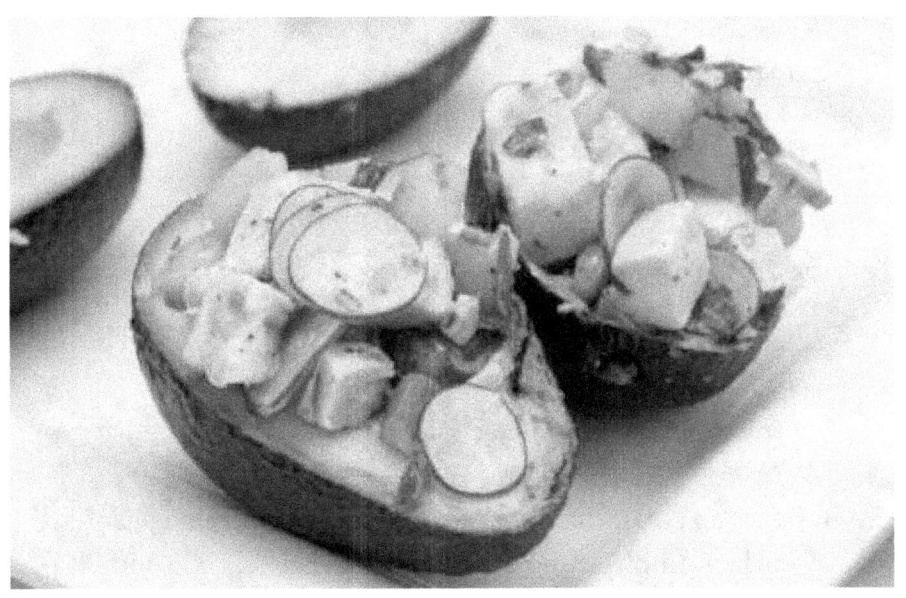

CABOBS STEAK CLIATHÁNACH GRILLED LE MAYO HORSERADISH

ULLMHAIGH: 30 nóiméad Marinaate: 2 go 4 uair an chloig Grill: 48 nóiméad Déan: 4 riar

1½ punt steak cliathánach mairteola
1 cupán fíon dearg tirim
½ cupán ola olóige
¼ cupán sailéid mionghearrtha
9 clóibh gairleog, mionfheoil (1 spúnóg bhoird)
2 spúnóg bhoird Rosemary úr mionghearrtha
2 prátaí milse mheán, scafa agus gearrtha i ciúbanna 1 orlach
2 beets mheán, scafa agus gearrtha i ciúbanna 1-orlach
½ teaspoon piobar dubh
¾ cupán paleo mayo (féach Oideas)
2 go 3 spúnóg bhoird horseradish úr grátáilte
1 spúnóg bhoird sneachta úr mionghearrtha

1. Gearr an steak cliathánach in aghaidh an ghráin i slisní ¼-orlach-tiubh. Cuir an fheoil i mála plaisteach in-indíolta 1 galún i mias éadomhain; chur ar leataobh.

2. Le haghaidh marinade, i mbabhla beag le chéile an fíon dearg, ¼ cupán ola, sailéid, 6 clóibh mionfheoil agus 1 tablespoon Rosemary. Doirt marinade thar feoil agus mála. Dún an mála agus cas an fheoil os a chionn. Marinate sa chuisneoir ar feadh 2 go 4 uair an chloig, ag casadh an mála ó am go chéile.

3. Idir an dá linn, le haghaidh glasraí, le chéile prátaí milse agus beets i mbabhla mór. I mbabhla beag, le chéile an ¼ cupán ola olóige atá fágtha, 3 clóibh garlic mionfheoil, Rosemary fágtha agus piobar. Ceobhrán thar glasraí; caith

go cóta. Fill píosa scragall trom 36×18 orlach ina dhá leath chun tiús dúbailte scragall a dhéanamh a thomhaiseann 18×18 orlach. Cuir glasraí brataithe i lár an scragall; tabhair suas imill urchomhaireacha an scragall agus séalaigh le huaire dúbailte. Fill na himill atá fágtha chun na glasraí a imfhálú go hiomlán, rud a fhágann go bhfuil spás ann le gal a thógáil.

4. Le haghaidh grill gualaigh nó gáis, cuir paicéad glasraí scragall ar raca grill díreach os cionn teas meánach. Clúdaigh agus grill ar feadh 40 nóiméad nó go dtí go bhfuil na glasraí bog, ag casadh uair amháin leath bealaigh tríd an grilling. Bain as grill. Fág dúnta agus kabobs steak grilling.

5. I mbabhla beag, corraigh paleo mayo, horseradish agus síobhais le chéile. Cuir ar leataobh. Stéig taobh taosc; Bain marinade. Ar dhá cheann déag de skewers miotail nó bambú 12- go 14-orlach* snáithe an stíl bosca ceoil stéig. Cuir kabobs steak ar raca grill díreach os cionn mheánteas. Clúdaigh agus grill ar feadh 8 go 9 nóiméad, ag casadh kabobs leath bealaigh tríd an grill.

6. Oscail an pacáiste glasraí go cúramach agus folmhaigh isteach i mbabhla mór freastail. Freastal kabobs steak agus glasraí le horseradish mayo.

*Tabhair faoi deara: Má tá skewers bambú á n-úsáid agat, soak in uisce ar feadh 30 nóiméad sula gcuirfidh tú feoil le searradh.

STEAKS CHUCK FÍON-BRÁIS LE BEACÁIN

ULLMHAIGH:10 nóiméad Cócaire: 30 nóiméad Bácáil: 1 uair 45 nóiméad Déan: 2 riar

IS ROGHA EACNAMAÍOCH É STEAKS CHUCKMAR NÍ IAD NA GEARRTHACHA IS BOIGE. MAR SIN FÉIN, TAR ÉIS UAIR AN CHLOIG NÓ MAR SIN DE SUANBHRUITH I MEASCÁN DE FÍON DEARG, STOC MAIRTEOLA, BEACÁIN, GAIRLEOG AGUS PIOBAR DUBH, IS FÉIDIR IAD A GHEARRADH LE SCIAN IM.

2 6-unsa steaks chuck tras-mairteola gan chnámh, slisnithe thart ar ¾ orlach tiubh

½ teaspoon gairleog gráinnithe gan leasaithigh

Piobar dubh

4 taespúnóg ola olóige maighdean breise

10 unsa beacáin cnaipe, slisnithe

½ cupán fíon dearg tirim (ar nós Zinfandel)

½ cupán brat cnámh mairteola (féach<u>Oideas</u>), brat sicín (féach<u>Oideas</u>), nó mairteoil neamhshaillte nó stoc sicín

2 taespúnóg peirsil úr mionghearrtha

½ teaspoon thyme úr mionghearrtha

½ teaspoon craiceann líomóide grátáilte go mín

1 clove beag de garlic, mionghearrtha

horseradish úr grilled (roghnach)

1. Déan an oigheann a réamhthéamh go 300°F.

2. Más mian leat, gearrtha saill ó steaks. Pat steaks tirim le tuáillí páipéir. Sprinkle an dá thaobh le gairleog gráinnithe agus piobar. I bpanna friochta mheán-oighinn, teas 2 thaespúnóg d'ola olóige thar mheánteas. Cuir steaks leis an milseog; cócaireacht ar feadh 3 go 4 nóiméad in aghaidh an taobh nó go dtí go browned go maith. Aistrigh steaks chuig pláta; chur ar leataobh.

3. Cuir na beacáin agus an 2 thaespúnóg eile d'ola olóige leis an bpanna. Cook ar feadh 4 nóiméad, corraigh ó am go chéile. Corraigh an fíon isteach sa bhrat cnámh mairteola, ag scríobadh suas na píosaí donn ó bhun an uile. Beir le suanbhruith. Cuir steaks le skillet, spúnóg meascán muisiriún thar steaks. Clúdaigh an uile le clúdach. Aistrigh an caife chuig an oigheann. Bácáil ar feadh thart ar 1¼ uair an chloig nó go dtí go bhfuil an fheoil bog.

4. Le haghaidh bearrtha peirsil, corraigh an peirsil, an thyme, an craiceann líomóide agus an gairleog le chéile i mbabhla beag; chur ar leataobh.

5. Aistrigh steaks chuig pláta; clúdach a choinneáil te. Le haghaidh an anlann, teas na beacáin agus an leacht i bpanna friochta thar mheán teas go dtí go suanbhruith. Cook thart ar 4 nóiméad nó go dtí go laghdaithe beagán. Freastal ar anlann muisiriún thar steaks. Sprinkle leis an mbarr peirsil agus, más inmhianaithe, raidis ruán grátáilte.

STIALLACHA STEAKS LE ANLANN AVOCADO-MÁISTIR

ULLMHAIGH: 15 nóiméad Seas: 10 nóiméad Grill: 16 nóiméad Déan: 4 riar

DÉANANN AN T-ANLANN HORSERADISH TIONLACAN IONTACH GO DTÍ MAIRTFHEOIL RÓSTA MALL (FÉACH <u>OIDEAS</u>). ANSEO, MEASCTAR É LE AVOCADOS GRILLED CHUN ANLANN SAIBHIR BLAS A DHÉANAMH ATÁ SPIKED LE TEAS BEAG Ó MUSTAIRD DIJON AGUS HORSERADISH ÚR-GRÁTÁILTE. DE BHARR MEILT NA N-AVOCADOS BÍONN SIAD NÍOS UACHTARAÍ AGUS DEATAITHE.

STÉIG
- 1 spúnóg bhoird de Smoky Seasoning (féach <u>Oideas</u>)
- ½ teaspoon mustaird tirim
- 1 teaspoon cumin talún
- 4 stiallacha (top-loin) steaks, gearrtha 1 orlach tiubh (thart ar 2 punt san iomlán)
- 2 avocados, leath agus curtha (scafa ar)
- 1 teaspoon sú líomóide

ANLANN
- 2 spúnóg bhoird anlann horseradish (féach <u>Oideas</u>, thíos
- 2 spúnóg bhoird de sú líomóide úr
- 2 clóibh gairleog, mionghearrtha

1. I mbabhla beag, le chéile Smoky Seasoning, mustaird tirim, agus cumin. Sprinkle thar steaks agus cuimil leis na méara. Lig seasamh ar feadh 10 nóiméad.

2. Le haghaidh grill gualaigh, socraigh guail mheánteo timpeall ar phanna drip. Tástáil le haghaidh teasa meánach thar an

uile. Cuir steaks ar an raca grill thar an bpanna drip. Clúdaigh agus grill ar feadh 16 go 20 nóiméad le haghaidh meán-annamh (145 ° F) nó 20 go 24 nóiméad do mheán (160 ° F), ag casadh steaks uair amháin leath bealaigh tríd an grilling. Scuab na taobhanna gearrtha de na avocados le sú líomóide. Cuir leis an raca grill thar an bpanna drip, gearrtha taobhanna suas, ar feadh na 8 go 10 nóiméad deireanach de grilling nó go dtí go tairisceana. (Le haghaidh grill gáis, réamhthéite grill. Laghdaigh an teas go meánach. Coigeartaigh do chócaireacht indíreach. Grill mar a ordaítear thuas.)

3. Maidir leis an anlann, doirt an flesh avocado isteach i mbabhla meánach. Cuir an anlann horseradish, an 2 spúnóg bhoird de sú aoil agus gairleog; Mash le forc go dtí beagnach réidh. Freastal steaks le anlann.

Anlann Horseradish: I mbabhla meánach, cuir le chéile ¼ cupán horseradish úr grátáilte, 1 cupán uachtar caisiú (féach Oideas), 1 spúnóg bhoird mustaird Dijon-stíl (féach Oideas), 1 teaspoon fínéagar fíon bán, agus 2 taespúnóg líomóid-luibh (féach Oideas). Clúdaigh agus cuisnigh ar a laghad 4 uair an chloig nó thar oíche.

STÉIG SIRLOIN LEMONGRASS-MARINATED

ULLMHAIGH: 30 nóiméad Marinate: 2 go 10 uair Grill: 10 nóiméad Seas: 35 nóiméad
Déan: 4 riar

TÁ BASIL TÉALAINNIS DIFRIÚIL Ó BASIL MILISA ÚSÁIDTEAR I GCÓCAIREACHT NA MEÁNMHARA I GCUMA AGUS BLAS. TÁ DUILLEOGA LEATHANA AR GAS GLASA AG BASIL MILIS; TÁ DUILLEOGA CÚNGA GLASA AG BASIL TÉALAINNIS AR EASCRAÍONN CORCRA. TÁ BLAS ANISE AG AN DÁ CHEANN, ACH I BASIL TÉALAINNIS TÁ SÉ NÍOS SUNTASAÍ. COINNÍONN BASIL TÉALAINNIS NÍOS FEARR FREISIN FAOI THEAS NÁ BASIL MILIS. CUARDAIGH É AR MHARGAÍ NA HÁISE AGUS AR MHARGAÍ FEIRMEOIRÍ. MURA FÉIDIR LEAT É A FHÁIL, IS FÉIDIR LEAT BASIL MILIS A ÚSÁID GO CINNTE.

2 stalks lemongrass, páirteanna buí agus glas éadrom amháin

Píosa 1 2-orlach de ginger, scafa agus slisnithe go tanaí

½ cupán anann úr mionghearrtha

¼ cupán sú líomóide úr

1 jalapeño, síolaithe agus mionghearrtha (féach leid)

2 spúnóg bhoird d'ola ólóige maighdean breise

4 6-unsa steaks sirloin mairteola, slisnithe ¾ orlach tiubh

½ cupán duilleoga basil Téalainnis

½ cupán duilleoga cilantro

½ cupán duilleoga mint

½ cupán oinniúin, slisnithe go tanaí

2 taespúnóg ola olóige maighdean breise

1 aoil, ceathrúna

1. Maidir leis an marinade, bain agus bain aon sraitheanna seachtracha brúite as na gais lemongrass. Gearr i babhtaí

tanaí. I próiseálaí bia, le chéile lemongrass agus ginger; Pulse go dtí go mionghearrtha. Cuir anann, sú aoil, jalapeño agus 2 spúnóg bhoird ola olóige; puree oiread agus is féidir.

2. Cuir steaks i mála plaisteach mór in-indíolta i mias éadomhain. Doirt marinade thar steaks. Mála róin; mála cas go cóta. Marinate sa chuisneoir ar feadh 2 go 10 uair an chloig, ag casadh an mála ó am go chéile. Bain steaks ó marinade; Bain marinade. Lig do na steaks suí ag teocht an tseomra ar feadh 30 nóiméad roimh grilling.

3. Le haghaidh grill gualaigh nó gáis, cuir steaks ar an raca grill díreach os cionn teas meánach. Clúdaigh agus grill ar feadh 10 go 12 nóiméad le haghaidh meán-annamh (145°F) nó 12 go 15 nóiméad do mheán (160°F), ag casadh uair amháin leath bealaigh tríd an grilling. Bain steaks ón grill; Lig seasamh ar feadh 5 nóiméad roimh ag freastal.

4. Le haghaidh blastanas luibh, cuir basil, cilantro, mint agus gairleog le chéile i mbabhla beag; Ceobhrán leis an 2 taespúnóg ola olóige; caith go cóta. Barr gach stéig le barrna luibheanna agus riar le dingeacha aoil.

SIRLOIN DIJON BALSAMIC LE SPIONÁISTE GARLICKY

ULLMHAIGH:12 nóiméad Marinate: 4 uair an chloig Broil: 10 nóiméad Déan: 4 riar

DÉANANN CÓCAIREACHT AN MARINADE SÉ SÁBHÁILTEA ITHE MAR ANLANN - AGUS É A LAGHDÚ BEAGÁN CHUN É A DHÉANAMH NÍOS TIÚS FREISIN. SAUTÉ AN SPIONÁISTE AGUS AN STEAK AG SEARING - AGUS GAN ACH AR ÉIGEAN. CHUN AN BLAS AGUS AN COTHÚ IS FEARR A FHÁIL, CÓCAIGH AN SPIONÁISTE GO DTÍ GO BHFUIL SÉ DÍREACH WILTED AGUS FÓS GLAS GEAL.

STÉIG

- 4 spúnóg fínéagar balsamach
- 3 spúnóg bhoird d'ola olóige breise maighdean
- 3 spúnóg bhoird sú líomóide úr
- 3 spúnóg bhoird de sú oráiste úr
- 1 spúnóg bhoird mustaird Dijon (féach Oideas)
- 2 taespúnóg Rosemary úr mionghearrtha
- ½ teaspoon piobar dubh
- 3 clóibh gairleog, mionghearrtha
- 1 1½-punt steak sirloin, slisnithe 1½ orlach tiubh

SPIONÁISTE

- 1 spúnóg bhoird d'ola olóige breise maighdean
- 4 clóibh de garlic, slisnithe go tanaí
- 8 cupáin spionáiste leanbh
- ¼ teaspoon piobar dubh

1. Le haghaidh marinade, i mbabhla meánach, whisk le chéile fínéagar, ola olóige, sú líomóide, sú oráiste, mustaird stíl Dijon, Rosemary, piobar agus gairleog. Cuir an stéig i mála

plaisteach in-díolta i mias éadomhain. Doirt an marinade thar an steak. Mála róin; cas chuig steak cóta. Marinate sa chuisneoir ar feadh 4 uair an chloig, ag casadh an mála ó am go chéile.

2. Preheat broiler. Bain steak ó marinade; Aistrigh an marinade chuig sáspan beag. Maidir leis an anlann balsamach, teas an marinade os cionn teas meánach go dtí go mbeidh sé fiuchphointe. teas a laghdú; suanbhruith ar feadh 2 go 3 nóiméad nó go dtí go tiubhaithe beagán; chur ar leataobh.

3. Cuir an steak ar raca neamhthéite i bpanna gríoscáin. Broil 4 go 5 orlach ón teas ar feadh thart ar 10 nóiméad le haghaidh meán-annamh (145 ° F) nó 14 nóiméad le haghaidh meánmhéide (160 °), ag casadh uair amháin. Aistrigh steak chuig bord gearrtha. Clúdaigh go scaoilte le scragall; Lig seasamh ar feadh 10 nóiméad.

4. Idir an dá linn, le haghaidh spionáiste, i bhfriochtán mór breise, teas an ola olóige thar teas meánach. gairleog mionghearrtha; cócaireacht ar feadh 1 nóiméad nó go dtí go solas órga. Cuir spionáiste; sprinkle le piobar. Cook agus corraigh ar feadh 1 go 2 nóiméad nó díreach go dtí go mbeidh an spionáiste wilts.

5. Gearr an stéig ina cheithre chuid agus cuir an t-anlann balsamach air. Freastal le spionáiste.

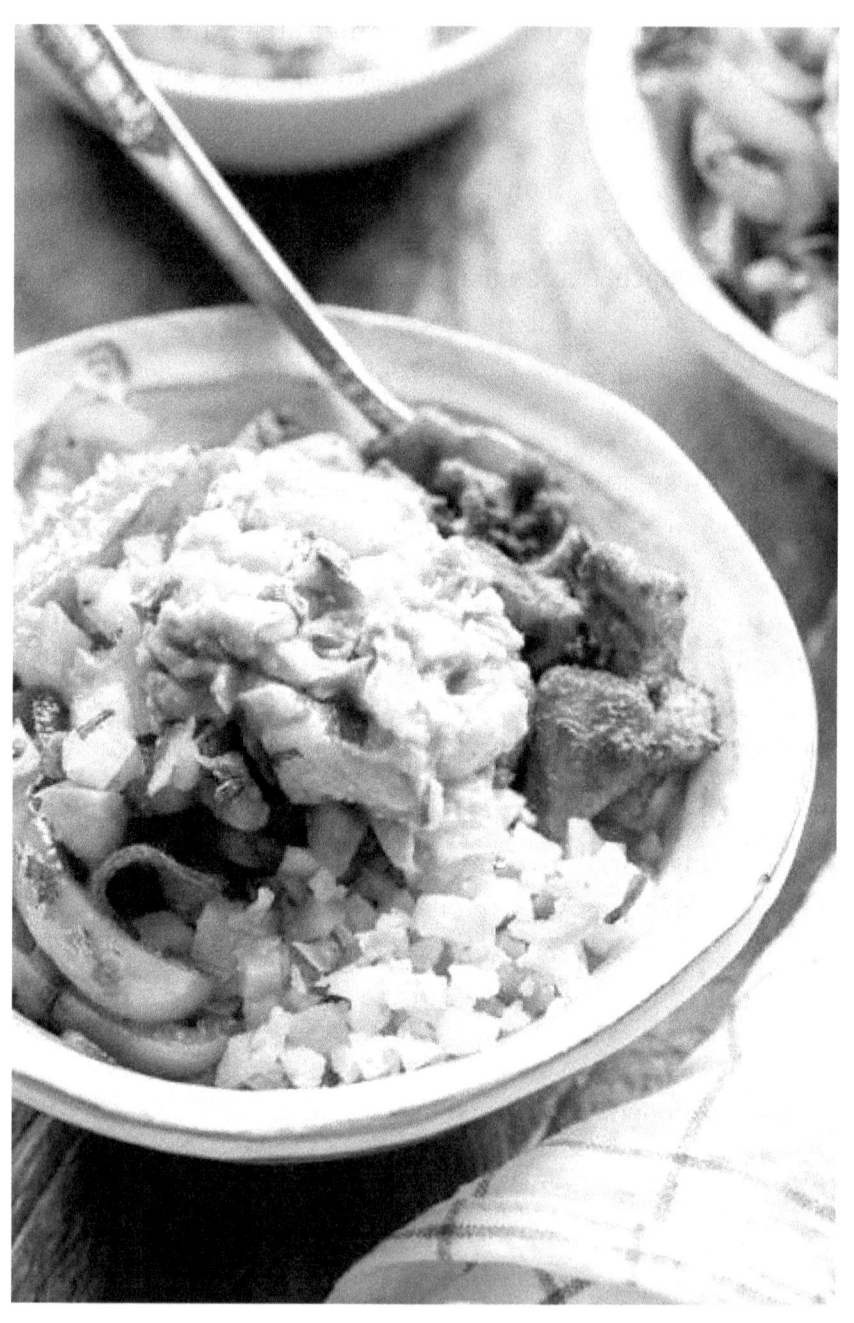

EASNACHA CÚIL BABAÍ DEATAITHE LE ANLANN MOP MUSTARD APPLE

SALACH:1 uair Seastán: 15 nóiméad Deataigh: 4 huaire Cócaire: 20 nóiméad Déan: 4 riar<u>GRIANGHRAF</u>

AN BLAS SAIBHIR AGUS UIGEACHT MEATYAS EASNACHA DEATAITHE IARRANN RUD ÉIGIN FIONNUAR AGUS BRIOSC CHUN DUL LEIS. DÉANFAIDH BEAGNACH AON SLAW, ACH SLAW FINÉAL (FÉACH<u>OIDEAS</u>AGUS GRIANGHRAF<u>ANSEO</u>), GO HÁIRITHE GO MAITH.

EASNACHA
8 go 10 úll nó píosaí adhmaid hickory
3 go 3½ punt de muiceoil easnacha ais leanbh loin
¼ cupán Séasúr Deatach (féach<u>Oideas</u>)

ANLANN
1 úll cócaireachta meánach, scafa, croíleagtha agus slisnithe go tanaí
¼ cupán oinniún mionghearrtha
¼ cupán uisce
¼ cupán fínéagar leann úll
2 spúnóg bhoird mustaird Dijon (féach<u>Oideas</u>)
2 go 3 spúnóg uisce

1. Ar a laghad uair an chloig roimh chaitheamh tobac, soak na píosaí adhmaid i go leor uisce a chlúdach. Taosc roimh úsáid. Baile Átha Troim saill infheicthe ó easnacha. Más gá, craiceann an membrane tanaí ó chúl na n-easnacha. Cuir na heasnacha i bpanna mór éadomhain. Sprinkle go cothrom le Smoky Seasoning; rub leis na méara. Lig seasamh ag teocht an tseomra ar feadh 15 nóiméad.

2. I smoker socraigh gual réamhthéite, píosaí adhmaid draenáilte agus pan uisce de réir threoracha an

mhonaróra. Doirt uisce isteach sa phan. Cuir na heasnacha, na taobhanna cnámh síos, ar an grill thar an bpanna uisce. (Nó cuir easnacha i raca rib; cuir raca rib ar raca grill.) Clúdaigh agus deataigh ar feadh 2 uair an chloig. Coinnigh teocht thart ar 225°F sa chaiteoir fad a chaitheann sé/sí. Cuir gualaigh agus uisce breise leis de réir mar is gá chun teocht agus taise a choinneáil.

3. Idir an dá linn, le haghaidh anlann mop, i sáspan beag le chéile slices úll, oinniún, agus ¼ cupán uisce. Beir chun boil; Laghdaigh teas. Suanbhruith, clúdaithe, ar feadh 10 go 12 nóiméad nó go dtí go bhfuil slices úll an-bhog, corraigh ó am go chéile. Cool beagán; aistrigh úll agus oinniún neamhdhraenáilte chuig próiseálaí bia nó cumascóir. Clúdaigh agus próiseáil nó cumasc go dtí go réidh. Puree ar ais isteach sa sáspan. Corraigh i bhfínéagar agus mustaird stíl Dijon. Cook thar teas meánach ar feadh 5 nóiméad, corraigh uaireanta. Cuir 2 go 3 spúnóg uisce (nó níos mó, de réir mar is gá) leis chun comhsheasmhacht vinaigrette a dhéanamh ar an anlann. Roinn an anlann ina thrian.

4. Tar éis 2 uair an chloig, scuab na heasnacha go fial le trian den anlann mop. Clúdaigh agus deataigh ar feadh 1 uair níos mó. Scuab arís le trian den anlann mop. Wrap gach pláta easnacha i scragall trom agus cuir na heasnacha ar ais ar an caiteoir, cruachta ar bharr a chéile más gá. Clúdaigh agus caith tobac ar feadh 1 go 1½ uair níos mó nó go dtí go bhfuil na heasnacha bog.*

5. Forbair easnacha agus scuaba leis an tríú cuid eile den anlann mop. Gearr easnacha idir cnámha chun freastal.

*Leid: Chun tairisceana na n-easnacha a thástáil, bain an scragall go cúramach as ceann de na plátaí easnacha. Pioc suas an pláta rib le tlúnna, ag coinneáil an pláta ag an gceathrú uachtarach den phláta. Cas an pláta rib os a chionn ionas go mbeidh taobh na feola síos. Nuair a bhíonn na heasnacha bog, ba chóir go dtosódh an pláta ag titim as a chéile agus tú á phiocadh suas. Mura bhfuil sé bog, fillte arís i scragall é agus lean ort ag caitheamh na n-easnacha go dtí go bhfuil siad bog.

OIGHINN EASNACHA MUICEOLA AR STÍL TÍRE BBQ LE MARAIGH ANANN ÚR

ULLMHAIGH:20 nóiméad Cócaire: 8 nóiméad Bácáil: 1 uair 15 nóiméad Déan: 4 riar

TÁ EASNACHA MUICEOLA STÍL TÍRE MEATY,SAOR, AGUS NUAIR A CHÓIREÁIL AR AN MBEALACH CEART-COSÚIL LE BRUITE ÍSEAL AGUS MALL I PRAISEACH DE ANLANN BARBEQUE-LEÁ TAIRISCEANA.

£ 2 easnacha muiceola tír-stíl boneless
¼ teaspoon piobar dubh
1 spúnóg bhoird ola cnó cócó scagtha
½ cupán sú oráiste úr
1½ cupán anlann BBQ (féach<u>Oideas</u>)
3 chupán cabáiste glas agus/nó dearg
1 cupán cairéid grátáilte
2 chupán anann mionghearrtha
⅓ cupán Vinaigrette Citrus Bright (féach<u>Oideas</u>)
Anlann BBQ (féach<u>Oideas</u>) (roghnach)

1. Déan an oigheann a théamh go 350°F. Sprinkle muiceoil le piobar. I bhfriochtán mór breise, teas an ola cnó cócó thar teas meánach. Cuir easnacha muiceola; cócaireacht ar feadh 8 go 10 nóiméad nó go dtí go donn, ag casadh go cothrom donn. Cuir na heasnacha i mias bácála dronuilleogach 3-cheathrú.

2. Maidir leis an anlann, cuir an sú oráiste leis an bpanna, ag corraigh chun aon giotaí donn a scrapeadh. Corraigh 1½ cupán anlann BBQ. Doirt an anlann thar na ribs. Brúigh na heasnacha chun an t-anlann a chóta (más gá, bain úsáid as

scuab taosráin chun an anlann a scuabadh thar na heasnacha). Clúdaigh an mhias bácála go docht le scragall alúmanaim.

3. Easnacha bácáil ar feadh 1 uair an chloig. Bain scragall agus scuab easnacha le anlann ón mhias bácála. Bácáil ar feadh thart ar 15 nóiméad níos mó nó go dtí go bhfuil na heasnacha tairisceana agus donn agus an anlann tiubhaithe beagán.

4. Idir an dá linn, le haghaidh slaig anann, cuir cabáiste, cairéid, anann agus vinaigrette citris geal le chéile. Clúdaigh agus cuisnigh go dtí an t-am riartha.

5. Freastal ar easnacha le maraigh agus, más mian leat, anlann BBQ breise.

GOULASH MUICEOIL SPÍOSRACH

ULLMHAIGH: 20 nóiméad Cócaire: 40 nóiméad Déan: 6 riar

DÉANTAR AN STOBHACH UNGÁRACH SEO A SHEIRBHEÁILAR LEABA DE CHABÁISTE CRUNCHY, AR ÉIGEAN WILTED LE HAGHAIDH BÉILE AON-MHIAS. MEILT NA SÍOLTA CUMIN I MOIRTÉAL AGUS PESTLE MÁ TÁ CEANN AGAT. MURA BHFUIL, DÉAN IAD A BHRÚ FAOI THAOBH LEATHAN SCIAN AN CHÓCAIRE AGUS AN SCIAN A BHRÚ GO RÉIDH LE DO DHORN.

GOULASH

1½ punt muiceola

2 chupán piobair clog dearg, oráiste agus/nó buí mionghearrtha

¾ cupán oinniún dearg mionghearrtha

1 chili beag dearg úr, síolaithe agus gearrtha go mín (féach <u>leid</u>)

4 thaespúnóg Stáisiún Toitithe (féach <u>Oideas</u>)

1 teaspoon grán, brúite

¼ teaspoon marjoram talún nó oregano

Is féidir le 1 14-unsa trátaí dísle a chur leis gan salann, gan draenáilte

2 spúnóg fínéagar fíon dearg

1 tablespoon craiceann líomóide grátáilte go mín

⅓ cupán peirsil úr mionghearrtha

CABÁISTE

2 spúnóg bhoird de ola olóige

1 oinniún meánach, slisnithe

1 ceann beag de chabáiste glas nó dearg, croíthe agus slisnithe go tanaí

1. Maidir leis an goulash, in oigheann mór Ollainnis, cócaigh an muiceoil, an piobar milis agus an oinniún os cionn teas meánach ar feadh 8 go 10 nóiméad nó go dtí nach bhfuil an muiceoil bándearg a thuilleadh agus go bhfuil na glasraí crisp-tairisceana, ag corraigh an fheoil le adhmaid.

spúnóg leagtha amach. Bain saill. teas a laghdú go híseal; cuir chilies dearg, blastán deataithe, síolta cumin agus marjoram. Clúdaigh agus cócaireacht ar feadh 10 nóiméad. Cuir trátaí agus fínéagar neamhdhraenáilte leis. Beir chun boil; Laghdaigh teas. Suanbhruith, clúdaithe, ar feadh 20 nóiméad.

2. Idir an dá linn, le haghaidh cabáiste, teas an ola i skillet mór breise thar teas meánach. Cuir oinniún leis agus cócaráil go dtí go mbeidh sé bog, thart ar 2 nóiméad. Cuir cabáiste; corraigh a chur le chéile. Laghdaigh an teas go híseal. Cook thart ar 8 nóiméad nó go dtí go bhfuil an cabáiste díreach tairisceana, corraigh ó am go chéile.

3. Chun freastal, cuir cuid den mheascán cabáiste ar phláta. Barr le goulash agus sprinkle le zest líomóide agus peirsil.

MARINARA MEATBALL ISPINI IODAILIS LE FINEAL SLISNITHE AGUS SAUTE OINNIUN

ULLMHAIGH:30 nóiméad Bácáil: 30 nóiméad Cócaire: 40 nóiméad Déan: 4 go 6 riar

IS SAMPLA ANNAMH E AN T-OIDEAS SEOOIBRIONN TAIRGE STANAITHE CHOMH MAITH LE - MAS RUD E NACH FEARR NA - AN LEAGAN UR. MURA BHFUIL TRATAI AGAT ATA AN-AIBI, NI BHFAIGHIDH TU COMHSHEASMHACHT CHOMH MAITH IN ANLANN LE TRATAI URA AGUS IS FEIDIR LE TRATAI STANAITHE. BI CINNTE GO N-USAIDEANN TU TAIRGE GAN SALANN - AGUS NIOS FEARR FOS, ORGANACH.

LIATHROIDI FEOLA

2 uibheacha móra

½ cupán almond béile

8 clóibh gairleog, mionghearrtha

6 spúnóg bhoird de fhíon bán tirim

1 spúnóg bhoird de paprika

2 taespúnóg de piobar dubh

1 teaspoon síolta finéal, brúite go héadrom

1 teaspoon oregano triomaithe, brúite

1 teaspoon thyme triomaithe, brúite

¼ go ½ teaspoon piobar cayenne

1½ punt muiceola

MUIRÍNE

2 spúnóg bhoird de ola olóige

2 channa 15-unsa de thrátaí brúite gan salann a chur leo nó canna 28-unsa amháin trátaí brúite gan salann

½ cupán basil úr mionghearrtha

3 bolgán finéal meánach, leath, bearrtha agus slisnithe go tanaí

1 oinniún mór milis, leath agus slisnithe go tanaí

1. Déan an oigheann a théamh go 375°F. Líne bileog mhór bácála le pár; chur ar leataobh. I mbabhla mór, le chéile na huibheacha, béile almond, 6 clóibh de garlic mionfheoil, 3 spúnóg fíona, paprika, 1½ taespúnóg de piobar dubh, finéal, oregano, thyme agus piobar cayenne. Cuir an muiceoil; mheascadh go maith. Déan meascán muiceola a fhoirmiú ina liathróidí feola 1½-orlach (ba chóir go mbeadh thart ar 24 liathróid feola); socrú a dhéanamh i sraith amháin ar an mbileog bácála ullmhaithe. Bácáil ar feadh thart ar 30 nóiméad nó go dtí go donn éadrom, ag casadh uair amháin le linn bácála.

2. Idir an dá linn, le haghaidh anlann marinara, teas 1 spúnóg bhoird ola olóige in oigheann Ollainnis 4- go 6-quart. Cuir leis an 2 clóibh atá fágtha mionfheoil; cócaireacht thart ar 1 nóiméad nó go dtí go díreach ag tosú donn. Cuir go tapa na 3 spúnóg fíona atá fágtha, na trátaí brúite agus an basil. Beir chun boil; Laghdaigh teas. Suanbhruith, nochta, ar feadh 5 nóiméad. Cuir na liathróidí feola cócaráilte isteach san anlann marinara go cúramach. Clúdaigh agus suanbhruith ar feadh 25 go 30 nóiméad.

3. Idir an dá linn, i bhfriochtán mór, teas an 1 spúnóg bhoird d'ola olóige atá fágtha thar teas meánach. Corraigh an finéal mionghearrtha agus an oinniún. Cook ar feadh 8 go 10 nóiméad nó go dtí go díreach tairisceana agus éadrom donn, corraigh go minic. Séasúr leis an ½ teaspoon piobar dubh atá fágtha. Freastal ar na liathróidí feola agus anlann marinara thar an finéal agus anlann oinniún.

BABHLAÍ ZUCCHINI LÍONTA MUICEOIL LE BASIL AGUS CNÓNNA PÉINE

ULLMHAIGH: 20 nóiméad Cócaire: 22 nóiméad Bácáil: 20 nóiméad Déan: 4 riar

IS BREÁ LE PÁISTÍ AN MHIAS SPRAOI-LE-ITHE SEODE ZUCCHINI CUASAITHE AMACH LÍONTA LE MUICEOIL, TRÁTAÍ AGUS PIOBAIR MILIS. MÁS MIAN LEAT, CORRAIGH I 3 SPÚNÓG BHOIRD DE PESTO BASIL (FÉACH<u>OIDEAS</u>) IN IONAD BASIL ÚR, PEIRSIL AGUS CNÓNNA PÉINE.

2 zucchini meánmhéide
1 spúnóg bhoird d'ola olóige breise maighdean
12 unsa muiceola
¾ cupán oinniún mionghearrtha
2 clóibh gairleog, mionghearrtha
1 cupán trátaí mionghearrtha
⅔ cupán piobar milis buí nó oráiste mionghearrtha
1 teaspoon síolta finéal, brúite go héadrom
½ teaspoon calóga piobar dearg brúite
¼ cupán basil úr mionghearrtha
3 spúnóg bhoird peirsil úr mionghearrtha
2 spúnóg bhoird de chnónna péine, tósta (féach<u>leid</u>) agus mionghearrtha go mín
1 teaspoon craiceann líomóide grátáilte go mín

1. Déan an oigheann a théamh go 350°F. Leathnaigh zucchini ar a fhad agus tarraing amach an t-ionad go cúramach, ag fágáil craiceann ¼ orlach tiubh. Gearr an laíon zucchini go garbh agus cuir ar leataobh é. Socraigh leatha zucchini, gearrtha taobhanna suas, ar bhileog bácála scragall-líneáilte.

2. Chun an líonadh, i bhfriochtán mór, teas an ola olóige os cionn teas meánach. Cuir muiceoil; cócaireacht go dtí nach

bándearg a thuilleadh, corraigh le spúnóg adhmaid a bhriseadh suas an fheoil. Bain saill. Laghdaigh an teas go meánach. Cuir an laíon zucchini in áirithe, oinniún agus gairleog; cócaireacht agus corraigh thart ar 8 nóiméad nó go dtí go bhfuil an oinniún bog. Corraigh isteach na trátaí, piobar milis, síolta finéal agus piobar dearg brúite. Cook ar feadh thart ar 10 nóiméad nó go dtí go bhfuil na trátaí bog agus tús a bhriseadh síos. Bain uile as teas. Corraigh an basil, an peirsil, na cnónna giúise agus an craiceann líomóide. Roinn an líonadh idir sliogáin zucchini, ag carnadh beagán. Bácáil ar feadh 20 go 25 nóiméad nó go dtí go bhfuil sliogáin zucchini crispy-tairisceana.

MUICEOIL CURRIED AGUS ANANN "NOODLE" BABHLA LE BAINNE CNÓ CÓCÓ AGUS LUIBHEANNA

ULLMHAIGH: 30 nóiméad Cócaire: 15 nóiméad Bácáil: 40 nóiméad Déan: 4 riar**GRIANGHRAF**

1 scuaise spaghetti mór
2 spúnóg bhoird d'ola cnó cócó scagtha
1 punt muiceoil talún
2 spúnóg bhoird oinniúin mionghearrtha
2 spúnóg bhoird de sú líomóide úr
1 tablespoon ginger úr mionghearrtha
6 clóibh gairleog, mionghearrtha
1 spúnóg bhoird de lemongrass mionghearrtha
1 spúnóg bhoird de phúdar curaí dearg i stíl Téalainnis gan shailleadh
1 cupán piobar milis dearg mionghearrtha
1 cupán oinniún mionghearrtha
½ cupán cairéid gearrtha julienne
1 choy bok leanbh, slisnithe (3 chupán)
1 cupán beacáin cnaipe úr slisnithe
1 nó 2 chilies éan Téalainnis, slisnithe go tanaí (féach**leid**)
1 Is féidir le 13.5-unsa bainne cnó cócó nádúrtha (cosúil le Nature's Way)
½ cupán brat sicín (féach**Oideas**) nó brat sicín gan salann
¼ cupán sú anann úr
3 spúnóg im caisiú neamhshaillte gan ola
1 cupán cubed anann úr, ciúbach
Slisní aoil
Cilantro úr, miontas agus/nó basil Téalainnis
Caisiúnaigh rósta mionghearrtha

1. Déan an oigheann a théamh go 400°F. Scuais spaghetti micreathoinne ar ard ar feadh 3 nóiméad. Gearr an pumpkin go cúramach ina leath ar fhad agus bain amach na síolta. Cuimil 1 spúnóg bhoird d'ola cnó cócó thar na taobhanna gearrtha den phumpkin. Cuir na leatha pumpkin, gearrtha síos ar na taobhanna, ar bhileog bácála. Bácáil ar feadh 40 go 50 nóiméad nó go dtí gur féidir an pumpkin a tholladh go héasca le scian. Ag baint úsáide as stáin an fhorc, scríob an fheoil ó na sliogáin agus teas go dtí go mbeidh tú réidh le freastal.

2. Idir an dá linn, i mbabhla meánach, le chéile na muiceoil, úlla, sú líomóide, ginger, gairleog, lemongrass, agus púdar curaí; mheascadh go maith. I bhfriochtán mór breise, teas an 1 spúnóg bhoird d'ola cnó cócó atá fágtha thar teas meánach. Cuir meascán muiceoil; cócaireacht go dtí nach bándearg a thuilleadh, corraigh le spúnóg adhmaid a bhriseadh suas an fheoil. Cuir an piobar milis, an oinniún agus an cairéad leis; cócaireacht agus corraigh ar feadh thart ar 3 nóiméad nó go dtí go bhfuil na glasraí briosc-tairisceana. Corraigh i bok choy, beacáin, chili, bainne cnó cócó, brat cnámh sicín, sú anann agus im caisiú. Beir chun boil; Laghdaigh teas. Cuir anann; suanbhruith, nochta, go dtí go téite tríd.

3. Le riar, roinn an scuaise spaghetti idir ceithre bhabhla riartha. Spoon an muiceoil curried thar an pumpkin. Freastal le sú líomóide, luibheanna agus cnónna caisiú.

PATTIES MUICEOLA SPICY GRILLED LE SAILÉAD CUCUMBER TANGY

ULLMHAIGH:30 nóiméad Grill: 10 nóiméad Seas: 10 nóiméad Déan: 4 riar

AN SAILÉAD CÚCAMAR CRUNCHYAGUS É BLAISTITHE LE MINT ÚR, CUIREANN SÉ FIONNUAR AGUS ATHNUACHAN LEIS NA BORGAIRÍ MUICEOLA SPICY.

- ⅓ cupán ola olóige
- ¼ cupán mint úr mionghearrtha
- 3 spúnóg bhoird de fhínéagar fíon bán
- 8 clóibh gairleog, mionghearrtha
- ¼ teaspoon piobar dubh
- 2 cucumbers mheán, slisnithe go han-tanaí
- 1 oinniún beag, slisnithe go tanaí (thart ar ½ cupán)
- 1¼ go 1½ punt muiceoil meilte
- ¼ cupán cilantro úr mionghearrtha
- 1 go 2 phiobair chili úr mheánmhéide jalapeño nó serrano, síolaithe (más mian leo) agus mionghearrtha (féach_leid_)
- 2 mheán dearg piobair milis, síolaithe agus ceathrúna
- 2 taespúnóg ola olóige

1. I mbabhla mór, measc le chéile ⅓ cupán ola olóige, mint, fínéagar, 2 clóibh gairleog mhionaithe agus piobar dubh. Cuir cúcamar slisnithe agus oinniún. Toss go dtí go brataithe go maith. Clúdaigh agus cuisnigh go dtí go mbeidh tú réidh le freastal, ag corraigh uair nó dhó.

2. I mbabhla mór, cuir na muiceoil, an cilantro, an chili piobar le chéile, agus na 6 clóibh eile de garlic mionghearrtha. Déan ceithre phaiste ¾ orlach tiubh. Scuab ceathrúna piobar go héadrom leis an 2 taespúnóg d'ola olóige.

3. Le haghaidh grill gualaigh nó gáis, cuir patties agus ceathrúna piobar milis díreach os cionn teas meánach. Clúdaigh agus grill go dtí go mbeidh teirmiméadar a léitear ar an toirt a chuirtear isteach ar thaobhanna na patties muiceola ag 160 ° F agus go bhfuil na ceathrúna piobar bog agus beagán charred, ag casadh patties agus ceathrúna piobar uair amháin leath bealaigh tríd an grilling. Ceadaigh 10 go 12 nóiméad le haghaidh patties agus 8 go 10 nóiméad le haghaidh na gceathrúna piobar.

4. Nuair a bhíonn na ceathrúna piobar réidh, fillte iad i bpíosa scragall chun iad a chur faoi iamh go hiomlán. Lig seasamh ar feadh thart ar 10 nóiméad nó go dtí go fionnuar go leor chun a láimhseáil. Go cúramach craiceann as an craiceann piobar le scian géar. Ceathrú piobar gearrtha go tanaí ar a fhad.

5. Le riar, corraigh an sailéad cúcamar agus an spúnóg go cothrom ar cheithre phláta mór riartha. Cuir paitín muiceola le gach pláta. Stack na slices piobar dearg go cothrom ar an pie.

PIZZA SCREAMH ZUCCHINI LE PESTO TRÁTAÍ GRIAN-TRIOMAITHE, PIOBAIR MILIS AGUS ISPÍNÍ IODÁLACH

ULLMHAIGH: 30 nóiméad Cócaire: 15 nóiméad Bácáil: 30 nóiméad Déan: 4 riar

IS É SEO AN SCIAN-AGUS-FORC PIZZA. BÍ CINNTE AN ANLANN AGUS AN PIOBAR A BHRÚ GO HÉADROM ISTEACH SA SCREAMH BRATAITHE LE PESTO IONAS GO GCLOÍONN NA BARRÁIN AMACH GO LEOR CHUN GO NGEARRFAIDH AN PÍOTSA GO MAITH.

2 spúnóg bhoird de ola olóige
1 spúnóg bhoird almóinní meilte go mín
1 ubh mhór, buailte go héadrom
½ cupán plúr almond
1 spúnóg bhoird oregano úr mionghearrtha
¼ teaspoon piobar dubh
3 clóibh gairleog, mionghearrtha
3½ cupán zucchini mionghearrtha (2 mheán)
ispíní Iodálach (féach Oideas, thíos)
1 spúnóg bhoird d'ola olóige breise maighdean
1 piobar milis (buí, dearg nó leath de gach ceann), síolaithe agus gearrtha i stiallacha an-tanaí
1 oinniún beag, slisnithe go tanaí
Pesto trátaí grian-triomaithe (féach Oideas, thíos)

1. Déan an oigheann a théamh go 425°F. Scuab pan pizza 12-orlach leis an 2 spúnóg bhoird de ola olóige. Sprinkle le almóinní meilte; chur ar leataobh.

2. Le haghaidh screamh, i mbabhla mór le chéile ubh, plúr almond, oregano, piobar dubh, agus gairleog. Cuir zucchini grátáilte i tuáille glan nó píosa cheesecloth. Wrap go tiubh

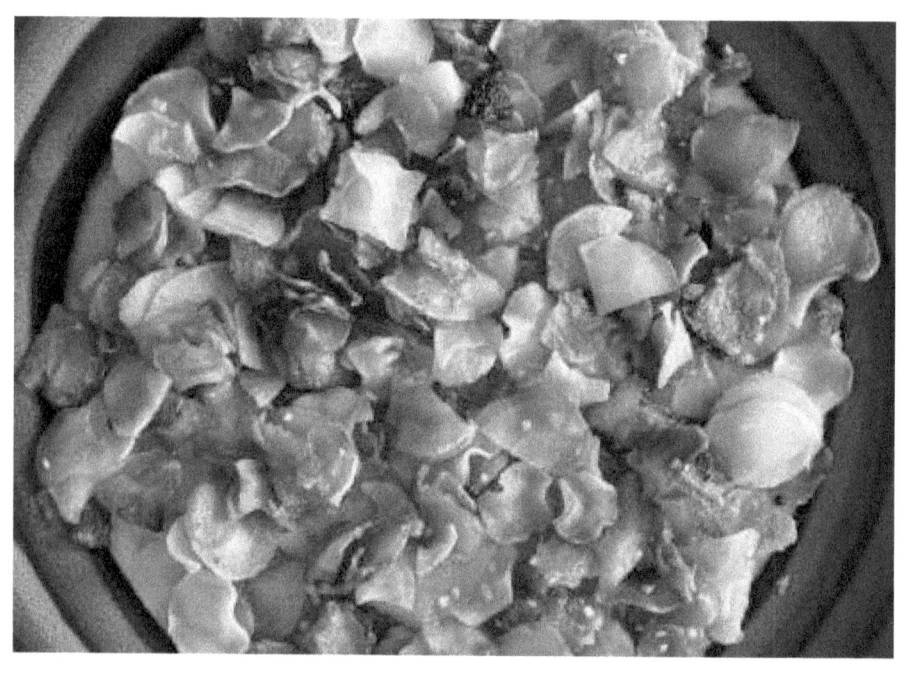

COS UAINEOLA DEATAITHE LÍOMÓID-CORIANDER LE ASPARAGUS GRILLED

SALACH:30 nóiméad Prep: 20 nóiméad Grill: 45 nóiméad Seas: 10 nóiméad Déan: 6 go 8 riar

SIMPLÍ, ACH GALÁNTA, TÁ AN MHIAS SEODHÁ CHOMHÁBHAR A THAGANN ISTEACH INA GCUID FÉIN SAN EARRACH - UAINEOIL AGUS ASPARAGUS. FEABHSAÍONN TÓSTA NA SÍOLTA LUS AN CHOIRE AN BLAS TE, CRÉITEACH, BEAGÁN TANGY.

1 sliseanna adhmaid hickory cupán

2 spúnóg bhoird síolta lus an choire

2 spúnóg bhoird craiceann líomóide grátáilte go mín

1½ taespúnóg piobar dubh

2 spúnóg bhoird de thyme úr mionghearrtha

1 2- go 3-phunt uaineoil gan chnámh

2 bunches de asparagus úr

1 spúnóg bhoird ola olóige

¼ teaspoon piobar dubh

1 líomóid, ceathrúna

1. Ar a laghad 30 nóiméad roimh chaitheamh tobac, clúdaigh sceallóga hickory i mbabhla le go leor uisce; chur ar leataobh. Idir an dá linn, i bhfriochtán beag, tósta síolta lus an choire thar theas meánach ar feadh thart ar 2 nóiméad nó go dtí go bhfuil siad cumhra agus crunchy, ag corraigh go minic. Bain na síolta as an uile; lig fuarú. Nuair a bheidh na síolta fuaraithe, déan iad a bhrú go maith i moirtéal agus pestle (nó cuir síolta ar bhord gearrtha agus brúite le cúl spúnóg adhmaid). I mbabhla beag, le chéile síolta lus an choire brúite, zest líomóide, 1½ taespúnóg piobar, agus thyme; chur ar leataobh.

2. Bain glan de rósta uaineoil má tá sé i láthair. Ar dhromchla oibre, oscail an taobh rósta, saill síos. Sprinkle leath den mheascán spíosraí thar an bhfeoil; rub leis na méara. Rollaigh an bra agus ceangail le ceithre nó sé píosa de shreangán cistine cadáis 100%. Sprinkle an meascán spíosraí atá fágtha taobh amuigh den rósta, ag brú go héadrom chun cloí leis.

3. Le haghaidh grill gualaigh, socraigh guail mheánteo timpeall ar phanna drip. Tástáil le haghaidh teasa meánach thar an uile. Sprinkle na sliseanna adhmaid draenáilte thar na gual. Cuir an t-uan rósta ar an raca grill thar an bpanna drip. Clúdaigh agus deataigh ar feadh 40 go 50 nóiméad ar feadh meánach (145 °F). (Le haghaidh grill gáis, réamhthéigh an grill. Laghdaigh an teas go meánach. Coigeartaigh do chócaireacht indíreach. Deatach mar atá thuas, ach amháin cuir sceallóga adhmaid draenáilte de réir threoracha an déantóra.) Clúdaigh rósta go scaoilte le scragall. Lig seasamh ar feadh 10 nóiméad roimh slicing.

4. Idir an dá linn, Baile Átha Troim foircinn adhmadach ó asparagus. I mbabhla mór, caith na asparagus leis an ola olóige agus an ¼ teaspoon piobar. Cuir na asparagus timpeall imeall lasmuigh an grill, díreach thar na gual agus ingearach leis an gráta grill. Clúdaigh agus grill ar feadh 5 go 6 nóiméad go dtí go briosc. Squeeze slisní líomóide thar asparagus.

5. Bain an fheoil as an rósta uaineoil agus gearr an fheoil go tanaí. Freastal feola le asparagus grilled.

POTA TE UAIN

ULLMHAIGH:30 nóiméad Cócaire: 2 uair 40 nóiméad Déan: 4 riar

TE SUAS LEIS AN STOBHACH DELICIOUSAR OÍCHE FHÓMHAIR NÓ GHEIMHRIDH. DÉANTAR AN STOBHACH A SHEIRBHEÁIL THAR BRAICHLIS VELVETY SOILIRE-FRÉIMH-MEACAIN BHÁNA ATÁ BLAISTITHE LE MUSTAIRD AR STÍL DIJON, UACHTAR CAISIÚ AGUS SÍOBHAIS. NOTA: UAIREANTA TUGTAR SOILIRE AR FHREAMH SOILIRE.

- 10 lus an phiobair dhubh
- 6 duilleoga saoi
- 3 spíosra iomlán
- 2 2-orlach stiallacha de craiceann oráiste
- £ 2 ghualainn uaineoil boneless
- 3 spúnóg bhoird de ola olóige
- 2 oinniúin mheán, gearrtha go mín
- Is féidir le 1 14.5-unsa trátaí diced unsalted, undrained
- 1½ cupán brat cnámh mairteola (féach Oideas) nó brat mairteola gan salann
- ¾ cupán fíon bán tirim
- 3 clóibh mhóra gairleog, brúite agus scafa
- 2 punt fréimhe soilire, scafa agus gearrtha i ciúbanna 1-orlach
- 6 meacain bhána, scafa agus gearrtha i slisní 1-orlach (thart ar 2 phunt)
- 2 spúnóg bhoird de ola olóige
- 2 spúnóg bhoird uachtar cashew (féach Oideas)
- 1 spúnóg bhoird mustaird Dijon (féach Oideas)
- ¼ cupán líomóid grátáilte

1. Maidir leis an bouquet garni, gearrtha cearnach 7-orlach de cheesecake. Cuir lus an phiobair, an saoi, an spíosraí uile agus an craiceann oráiste i lár an chuisleáin. Tabhair coirnéil an cheesecloth suas agus ceangail go daingean le sreangán cistine cadáis glan 100%. Cuir ar leataobh.

2. Baile Átha Troim saill ó ghualainn uaineoil; gearrtha uan i bpíosaí 1 orlach. In oigheann Ollainnis, teas 3 spúnóg bhoird d'ola olóige thar teas meánach. Cook uaineoil, i mbaisceanna, más gá, in ola te go dtí go donn; bhaint as an uile agus a choinneáil te. Cuir oinniún le pan; cócaireacht ar feadh 5 go 8 nóiméad nó go dtí go bog agus go héadrom browned. Cuir an bouquet garni, trátaí neamhdhraenáilte, 1¼ cupán an brat cnámh mairteola, fíon agus gairleog leis. Beir chun boil; Laghdaigh teas. Suanbhruith, clúdaithe, ar feadh 2 uair an chloig, corraigh ó am go chéile. Bain agus bain bouquet garni.

3. Idir an dá linn, le haghaidh mash, cuir an fhréamh soilire agus na meacain bhána i stocphota mór; chlúdach le huisce. A thabhairt chun boil thar teas meánach; teas a laghdú go híseal. Clúdaigh agus suanbhruith go réidh ar feadh 30 go 40 nóiméad nó go dtí go bhfuil na glasraí an-tairisceana nuair a pollta le forc. taosc ; Cuir glasraí i bpróiseálaí bia. Cuir an brat cnámh mairteola ¼ cupán atá fágtha agus an 2 spúnóg ola leis; Pulse go dtí go bhfuil an braichlis beagnach réidh ach fós tá roinnt uigeachta, ag stopadh uair nó dhó a scrape síos na taobhanna. Aistrigh an mash chuig babhla. Corraigh an t-uachtar caisiú, an mustaird agus na síobhais isteach.

4. Le riar, roinn mash idir ceithre bhabhla; barr le uan pota te.

STOBHADH UAINEOIL LE PASTA FRÉIMHE SOILIRE

ULLMHAIGH: 30 nóiméad Bácáil: 1 uair 30 nóiméad Déan: 6 riar

BÍONN FRÉAMH SOILIRE DIFRIÚIL GO HIOMLÁNDÉAN AN STOBHACH SEO A FHOIRMIÚ MAR A DHÉANANN SÉ SA PHOTA TE UAIN (FÉACH<u>OIDEAS</u>). ÚSÁIDTEAR SLICER MANDOLINE CHUN STIALLACHA AN-TANAÍ DEN FHRÉAMH MILIS AGUS NUTTY A CHRUTHÚ. CÓCAIREACHT NA "NÚDAIL" SA STEW GO DTÍ GO BHFUIL SIAD BOG.

- 2 taespúnóg líomóid-luibh (féach<u>Oideas</u>)
- 1½ punt feoil stew uaineoil, gearrtha i ciúbanna 1 orlach
- 2 spúnóg bhoird de ola olóige
- 2 cupáin oinniúin mionghearrtha
- 1 cupán cairéid mionghearrtha
- 1 cupán beets slisnithe
- 1 spúnóg bhoird gairleog mhionaithe (6 clóibh)
- 2 spúnóg ghreamú trátaí gan salann
- ½ cupán fíon dearg tirim
- 4 cupán brat cnámh mairteola (féach<u>Oideas</u>) nó brat mairteola gan salann
- 1 duilleog bhá
- 2 chupán 1-orlach scuaise butternut diced
- 1 cupán eggplant slisnithe
- Fréamh soilire 1 punt, scafa
- Peirsil úr mionghearrtha

1. Teas an oigheann go 250°F. Sprinkle blastanas líomóid-luibh go cothrom thar uaineoil. Oiriúnach do sciath mhín. Teas oigheann Ollainnis 6- go 8-quart thar teas meánach. Cuir 1 spúnóg bhoird den ola olóige le leath den uan téite san oigheann Ollainnis. Feoil dhonn in ola te ar gach

taobh; aistrigh feoil dhonn go pláta agus arís leis an uaineoil atá fágtha agus an ola olóige. Laghdaigh an teas go meánach.

2. Cuir oinniúin, cairéid agus beets leis an bpota. Cook agus corraigh glasraí ar feadh 4 nóiméad; Cuir gairleog agus greamaigh trátaí leis agus cócaireacht ar feadh 1 nóiméad eile. Cuir fíon dearg, brat cnámh mairteola, duilleog bhá agus feoil in áirithe agus aon súnna carntha leis an bpota. Tabhair an meascán chun suanbhruith. Clúdaigh agus cuir an oigheann Ollainnis san oigheann réamhthéite. Bácáil ar feadh 1 uair an chloig. Corraigh an butternut scuaise agus eggplant. Fill ar ais go dtí an oigheann agus bácáil ar feadh 30 nóiméad eile.

3. Cé go bhfuil stobhach san oigheann, bain úsáid as mandoline chun fréamh an soilire a ghearradh go han-tanaí. Gearr slices fréimhe soilire i stiallacha ½ orlach ar leithead. (Ba chóir go mbeadh thart ar 4 chupán agat.) Corraigh stiallacha fréamhacha soilire isteach sa stobhach. Suanbhruith thart ar 10 nóiméad nó go dtí go tairisceana. Bain amach agus caith an duilleog bhá roimh é a sheirbheáil. Sprinkle gach cuid le peirsil mionghearrtha.

GRÍSCÍNÍ UAINEOLA FRANCACHA LE SIUTÁN DÁTA POMEGRANÁIT

ULLMHAIGH:10 nóiméad Cócaire: 18 nóiméad Cool: 10 nóiméad Déan: 4 riar

TAGRAÍONN AN TÉARMA "FRAINCIS" DO BHEAN RIBAS AR BAINEADH SAILL, FEOIL AGUS FÍOCHÁN NASCACH LE SCIAN GÉAR. DÉANANN SÉ CUR I LÁTHAIR TARRAINGTEACH. IARR AR DO BHÚISTÉIR É A DHÉANAMH NÓ IS FÉIDIR LEAT É A DHÉANAMH LEAT FÉIN.

SEATNAÍ
½ cupán sú pomegranate neamh-mhilsithe
1 spúnóg bhoird sú líomóide úr
1 shallot, scafa agus slisnithe go tanaí i fáinní
1 teaspoon craiceann oráiste grátáilte go mín
⅓ cupáin dátaí medjool mionghearrtha
¼ teaspoon piobar dearg brúite
¼ cupán pomegranate *
1 spúnóg bhoird ola olóige
1 spúnóg bhoird peirsil Iodáilis úr mionghearrtha (duille cothrom).

CHOPS UAINEOIL
2 spúnóg bhoird de ola olóige
8 chops uaineoil Francach

1. Maidir leis an gcutney, cuir sú pomegranáit, sú líomóide agus sailéid le chéile i bhfriochtán beag. Beir chun boil; Laghdaigh teas. Suanbhruith, nochta, ar feadh 2 nóiméad. Cuir zest oráiste, dátaí agus piobar dearg brúite leis. Lig seasamh go dtí go fionnuar, thart ar 10 nóiméad. Tarbh agus pomegranate, an 1 tablespoon ola olóige agus an peirsil. Cuir ag teocht an tseomra go dtí an t-am riartha.

2. Maidir leis na chops, i bpanna mór friochta, teas 2 spúnóg bhoird d'ola olóige thar teas meánach. Agus tú ag obair i mbaisceanna, cuir an candy cadáis leis agus cócaráil ar feadh 6 go 8 nóiméad le haghaidh meán-annamh (145 °F), ag casadh uair amháin. Barr chops le siután.

*Nóta: Tá pomegranates úra agus a n-uillinn, nó síolta, ar fáil ó Dheireadh Fómhair go Feabhra. Mura bhfuil tú in ann iad a aimsiú, bain úsáid as síolta triomaithe neamh-mhilsithe chun géarchor a chur leis an gcutney.

GRÍSCÍNÍ UAINEOLA CHIMICHURRI LE MARAIGH RADICCHIO SAUTÉED

ULLMHAIGH: 30 nóiméad marinate: 20 nóiméad Cócaire: 20 nóiméad Déan: 4 chuid

SAN AIRGINTÍN, IS É CHIMICHURRI AN CONDIMENT IS COITIANTAIN ÉINEACHT LE STEAK GRILLED GAUCHO-STÍL CLÚITEACH NA TÍRE. TÁ GO LEOR ÉAGSÚLACHTAÍ ANN, ACH IS GNÁCH GO DTÓGTAR AN T-ANLANN LUIBH TIUBH TIMPEALL PEIRSIL, CILANTRO NÓ OREGANO, SAILÉID AGUS / NÓ GAIRLEOG, PIOBAR DEARG BRÚITE, OLA OLÓIGE AGUS FÍNÉAGAR FÍON DEARG. TÁ SÉ IONTACH AR STEAK GRILLED, ACH CHOMH IONTACH CÉANNA AR UAINEOIL RÓSTA NÓ PAN-SEARED, SICÍN AGUS MUICEOIL.

8 chops uaineoil, gearrtha 1 orlach tiubh

½ cupán Anlann Chimichurri (féach<u>Oideas</u>)

2 spúnóg bhoird de ola olóige

1 oinniún milis, leath agus slisnithe

1 teaspoon síolta cumin, brúite *

1 clove gairleog, mionghearrtha

1 ceann radicchio, croíthe agus gearrtha i stiallacha tanaí

1 spúnóg bhoird fínéagar balsamach

1. Cuir chops uaineola i mbabhla mór breise. Ceobhrán le 2 spúnóg bhoird de anlann chimichurri. Ag baint úsáide as do mhéara, cuimil an anlann thar dhromchla iomlán gach cutlet. Lig don chadás marinate ag teocht an tseomra ar feadh 20 nóiméad.

2. Idir an dá linn, le haghaidh slaig radicchio sautéed, teas 1 spúnóg bhoird d'ola olóige i bpanna mór breise. Cuir oinniún, síolta cumin, agus gairleog; cócaireacht ar feadh 6

go 7 nóiméad nó go dtí go bogann an oinniún, corraigh go minic. Cuir radchio leis; cócaireacht ar feadh 1 go 2 nóiméad nó go dtí go mbeidh an radicchio wilt ach beagán. Aistrigh an slaw chuig babhla mór. Cuir fínéagar balsamach leis agus tos go maith le cur le chéile. Clúdaigh agus coinnigh te.

3. Bain amach skillet. Cuir an 1 spúnóg bhoird d'ola olóige atá fágtha leis an skillet agus teas thar teas meánach. Cuir na chops uan; teas a laghdú go meánach. Cook ar feadh 9 go 11 nóiméad nó go dtí an blas atá ag teastáil, cas an chops ó am go ham le tlúnna.

4. Freastal ar chops le maraigh agus an t-anlann chimichurri eile.

*Nóta: Chun an cumin a bhrú, bain úsáid as moirtéal agus pestle - nó cuir na síolta ar chlár gearrtha agus brúite le scian cócaire.

SLISEANNA UAINEOIL ANCHO-AGUS-SAGE-RUBED LE REMOULADE PRÁTAÍ CAIRÉAD-MILIS

ULLMHAIGH:12 nóiméad Chill: 1 go 2 uair an chloig Grill: 6 nóiméad Déan: 4 riar

TÁ TRÍ CHINEÁL UAN ANN.IS COSÚIL LE STEAKS BEAGA T-CNÁMHA AR CHOPS TIUBH TANAÍ FEOLA. CRUTHAÍTEAR CHOPS RIB - AR A DTUGTAR ANSEO - TRÍ GHEARRADH IDIR CNÁMHA UAN. TÁ SIAD AN-TAIRISCEANA AGUS TÁ CNÁMH FADA, TARRAINGTEACH AR AN TAOBH. IS MINIC A SHEIRBHEÁILTEAR IAD PAN-SEARED NÓ GRILLED. TÁ CHOPS GHUALAINN ATÁ NEAMHDHÍOBHÁLACH DON BHUISÉAD BEAGÁN NÍOS SAILLE AGUS NÍOS LÚ TAIRISCEANA NÁ AN DÁ CHINEÁL EILE. IS FEARR IAD A DHONNÚ AGUS ANSIN BRÚITE I BHFÍON, I STOC AGUS I DTRÁTAÍ - NÓ I MEASCÁN DÍOBH.

   3 cairéid mheán, grátáilte go mín
   2 phrátaí beaga milse, julienne* gearrtha nó grátáilte go garbh
   ½ cupán paleo mayo (féachOideas)
   2 spúnóg bhoird sú líomóide úr
   2 taespúnóg mustaird Dijon (féachOideas)
   2 spúnóg bhoird peirsil úr mionghearrtha
   ½ teaspoon piobar dubh
   8 chops uaineoil, slisnithe ½ go ¾ orlach tiubh
   2 spúnóg bhoird de saoi úr mionghearrtha nó 2 taespúnóg saoi triomaithe, brúite
   2 taespúnóg talún ancho Chili piobar
   ½ teaspoon púdar gairleog

1. Chun an remoulade, i mbabhla meánach le chéile cairéid agus prátaí milse. I mbabhla beag, corraigh le chéile paleo mayo, sú líomóide, mustaird stíl Dijon, peirsil, agus piobar

dubh. Doirt thar cairéid agus prátaí milse; caith go cóta. Clúdaigh agus cuisnigh ar feadh 1 go 2 uair an chloig.

2. Idir an dá linn, i mbabhla beag le chéile an saoi, ancho chile, agus púdar gairleog. Cuimil an meascán spíosraí thar an uan.

3. Le haghaidh grill gualaigh nó gáis, cuir na chops uaineola ar raca grill díreach os cionn teas meánach. Clúdaigh agus grill ar feadh 6 go 8 nóiméad le haghaidh meán-annamh (145 ° F) nó 10 go 12 nóiméad do mheán (150 ° F), ag casadh uair amháin leath bealaigh tríd an grilling.

4. Freastal ar na chops uaineola leis an remoulade.

*Nóta: Bain úsáid as mandoline le ceangaltán julienne chun na prátaí milse a ghearradh.

MION CHOPS UAINEOIL LE SAILÉAD, MINT AGUS RUB OREGANO

ULLMHAIGH:20 nóiméad Marinate: 1 go 24 uair an chloig Rósta: 40 nóiméad Grill: 12 nóiméad Déan: 4 riar

COSÚIL LEIS AN CHUID IS MÓ FEOLA MARINATED,DÁ FAIDE A CHUIMIL TÚ NA LUIBHEANNA AR NA CHOPS UAINEOLA ROIMH CHÓCAIREACHT, IS AMHLAIDH IS BLASTA A BHEIDH SIAD. TÁ EISCEACHT DON RIAIL SEO, AGUS IS É SIN MÁ ÚSÁIDEANN TÚ MARINADE INA BHFUIL COMHÁBHAIR AN-AIGÉADACHA COSÚIL LE SÚ CITRIS, FÍNÉAGAR AGUS FÍON. MÁ LIGEANN TÚ AN FHEOIL SUÍ I MARINADE GÉAR AR FEADH RÓ-FHADA, BEIDH SÉ TÚS A BHRISEADH SÍOS AGUS A BHEITH MUSHY.

UAIN

- 2 spúnóg bhoird sailéid mionghearrtha
- 2 spúnóg bhoird mint úr mionghearrtha
- 2 spúnóg bhoird oregano úr mionghearrtha
- 5 taespúnóg spíosra Meánmhara (féach Oideas)
- 4 taespúnóg de ola olóige
- 2 clóibh gairleog, mionghearrtha
- 8 chops uan, slisnithe thart ar 1 orlach tiubh

SAILÉAD

- ¾ punt biatais leanbh, slisnithe
- 1 spúnóg bhoird ola olóige
- ¼ cupán sú líomóide úr
- ¼ cupán ola olóige
- 1 spúnóg bhoird de sailéid mionghearrtha
- 1 teaspoon mustaird Dijon-stíl (féach Oideas)
- 6 cupáin Greens measctha
- 4 taespúnóg de líomóid grátáilte

1. Maidir leis an uan, i mbabhla beag le chéile 2 spúnóg bhoird de sailéid, mint, oregano, 4 taespúnóg de seasoning Meánmhara agus 4 teaspoon ola olóige. Sprinkle rub thar gach taobh den uain; rub leis na méara. Cuir chops ar phláta; clúdach le wrap plaisteach agus cuisnigh ar feadh ar a laghad 1 uair an chloig nó suas le 24 uair an chloig chun marinate.

2. Le haghaidh sailéad, réamhthéite san oigheann go 400° F. Scrobarnach beets go maith; gearrtha i dingeacha. Cuir i mias bácála 2-quart. Ceobhrán le 1 spúnóg bhoird de ola olóige. Clúdaigh an mhias le scragall. Rósta ar feadh thart ar 40 nóiméad nó go dtí go bhfuil beets tairisceana. Cool go hiomlán. (Is féidir beets a róstadh suas le 2 lá roimh ré.)

3. I próca scriú-barr, le chéile sú líomóide, ¼ cupán ola olóige, 1 spúnóg bhoird, mustaird stíl Dijon, agus 1 unsa Séasúr Meánmhara atá fágtha. Clúdaigh agus croith go maith. I mbabhla sailéad le chéile beets agus Greens; toss le cuid de na vinaigrette.

4. Le haghaidh grill gualaigh nó gáis, cuir an liathróid cadáis ar an raca grill greased go díreach os cionn teas meánach. Clúdaigh agus grill go dtí an doneness inmhianaithe, ag casadh uair amháin leath bealaigh tríd an grilling. Ceadaigh 12 go 14 nóiméad le haghaidh meán-annamh (145 °F) nó 15 go 17 nóiméad le haghaidh meánmhéide (160 °F).

5. Le riar, cuir 2 chopair uaineola agus cuid den sailéad ar gach ceann de na ceithre phláta riar. Sprinkle le sneachta. Pas a fháil vinaigrette fágtha.

BURGER UAINEOLA LÍONTA SA GHAIRDÍN LE COULIS PIOBAR DEARG

ULLMHAIGH:20 nóiméad Seas: 15 nóiméad Grill: 27 nóiméad Déan: 4 riar

NÍL I GCEIST LE COULIS ACH ANLANN SIMPLÍ MÍNDÉANTA AS TORTHAÍ NÓ GLASRAÍ PUREED. FAIGHEANN AN T-ANLANN GEAL AGUS ÁLAINN DEARG PIOBAR DON BORGAIRE UAINEOLA SEO DÁILEOG DHÚBAILTE DEATAIGH - ÓN GRILL AGUS LÁMHAIGH DE PAPRIKA DEATAITHE.

COULIS PIOBAR DEARG

- 1 piobar milis dearg mór
- 1 tablespoon fíon bán tirim nó fínéagar fíon bán
- 1 teaspoon ola olóige
- ½ teaspoon paprika deataithe

BORGAIRÍ

- ¼ cupán de thrátaí ildaite neamh-mhulfairithe dísle
- ¼ cupán zucchini mionghearrtha
- 1 tablespoon basil úr mionghearrtha
- 2 taespúnóg ola olóige
- ½ teaspoon piobar dubh
- 1½ punt uan meilte
- 1 gealacán uibhe, buailte go héadrom
- 1 spúnóg bhoird de seasoning Meánmhara (féach Oideas)

1. Maidir leis an coulis piobar dearg, cuir an piobar dearg ar an raca grill díreach os cionn teas meánach. Clúdaigh agus grill ar feadh 15 go 20 nóiméad nó go dtí go charred agus an-tairisceana, ag casadh an piobar gach 5 nóiméad a ruabhreac ar gach taobh. Bain as an grill agus cuir láithreach i mála páipéir nó scragall chun an piobar a iamh

go hiomlán. Lig seasamh ar feadh 15 nóiméad nó go dtí go fionnuar go leor le láimhseáil. Le scian géar, tarraing amach go réidh na lámha agus caith amach. Ceathrú piobair ar a fhad agus bain gais, síolta agus seicní. I próiseálaí bia, le chéile an piobar rósta, fíon, ola olóige agus deataithe paprika. Clúdaigh agus próiseáil nó cumasc go dtí go réidh.

2. Idir an dá linn, le haghaidh an líonadh, cuir trátaí grian-triomaithe i mbabhla beag agus clúdaigh le huisce fiuchphointe. Lig seasamh ar feadh 5 nóiméad; taosc. Pat trátaí agus zucchini grátáilte tirim le tuáillí páipéir. I mbabhla beag, corraigh trátaí, zucchini, basil, ola olóige agus ¼ teaspoon piobar dubh; chur ar leataobh.

3. I mbabhla mór, cuir le chéile uaineoil meilte, bán uibhe, ¼ teaspoon piobar dubh atá fágtha, agus blastán na Meánmhara; mheascadh go maith. Roinn an meascán feola ina ocht gcuid chothroma agus cruthaigh gach ceann ina phaitín ¼ orlach-tiubh. Líonadh spúnóg ar cheithre cinn de na patties; Barr le patties fágtha agus pinch imill a shéalú i líonadh.

4. Cuir patties ar raca grill díreach os cionn meán teasa. Clúdaigh agus grill ar feadh 12 go 14 nóiméad nó go dtí go bhfuil sé déanta (160 ° F), ag casadh uair amháin leath bealaigh tríd an grilling.

5. Chun freastal, barr burgers le coulis piobar dearg.

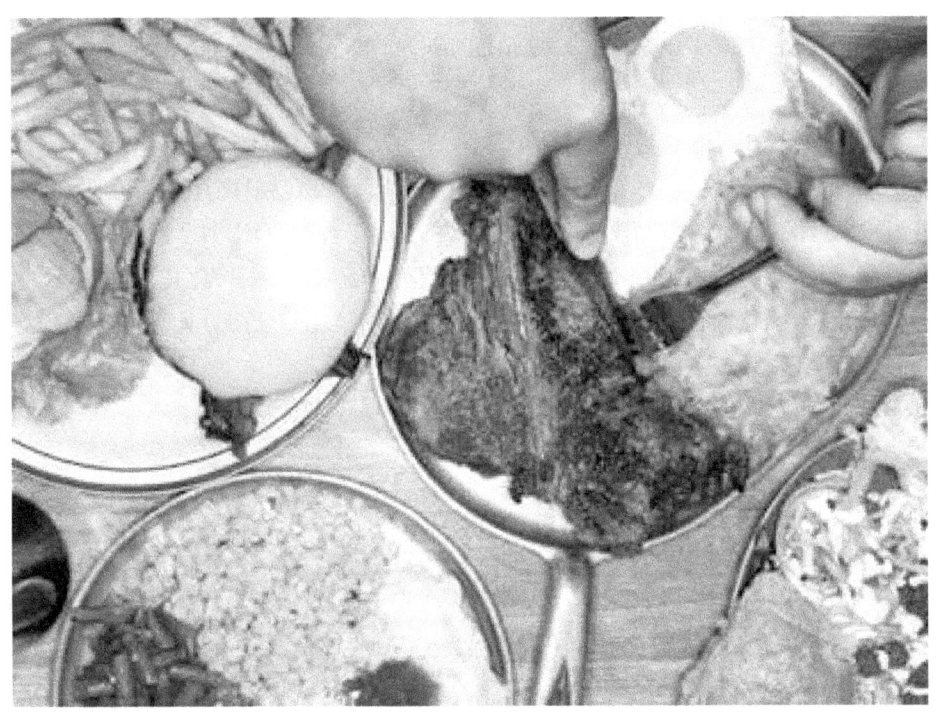

KABOBS UAIN OREGANO DÚBAILTE LE ANLANN TZATZIKI

SALACH: 30 nóiméad Ullmhúchán: 20 nóiméad Chill: 30 nóiméad Grill: 8 nóiméad Déan: 4 riar

TÁ NA KABOBS UAINEOIL SEO GO BUNÚSACHRUD AR A DTUGTAR KOFTA SA MHEÁNMHUIR AGUS SA MHEÁNOIRTHEAR - CRUTHAÍTEAR FEOIL MHEILTE TÉITE (UAINEOIL NÓ MAIRTEOIL DE GHNÁTH) INA LIATHRÓIDÍ NÓ TIMPEALL SKEWER AGUS ANSIN GRILLED. TUGANN OREGANO ÚR AGUS TRIOMAITHE BLAS IONTACH GRÉAGACH DÓIBH.

8 10-orlach skewers adhmaid

CÁBÁIN UAINEOIL

1½ punt uaineoil thrua
1 oinniún beag, grátáilte agus brúite tirim
1 spúnóg bhoird oregano úr mionghearrtha
2 taespúnóg triomaithe oregano, brúite
1 teaspoon piobar dubh

ANLANN TZATZIKI

1 cupán paleo mayo (féach<u>Oideas</u>)
½ de chúcamar mór, síolaithe agus grátáilte agus brú tirim
2 spúnóg bhoird sú líomóide úr
1 clove gairleog, mionghearrtha

1. Soak na skewers i go leor uisce a chlúdach ar feadh 30 nóiméad.

2. Le haghaidh kabobs uaineoil, cuir uan talún, oinniún, oregano úr agus triomaithe agus piobar le chéile i mbabhla mór; mheascadh go maith. Roinn an meascán uaineoil in ocht gcuid chothroma. Cruth gach cuid thart ar

leath de skewer, ag cruthú loga 5 × 1 orlach. Clúdaigh agus fuaraigh ar feadh 30 nóiméad ar a laghad.

3. Idir an dá linn, le haghaidh anlann tzatziki, i mbabhla beag le chéile paleo mayo, cúcamar, sú líomóide agus gairleog. Clúdaigh agus cuisnigh go dtí go bhfreastalaítear.

4. Le haghaidh grill gualaigh nó gáis, cuir kabobs uaineola ar raca grill go díreach os cionn teas meánach. Clúdaigh agus grill ar feadh thart ar 8 nóiméad do mheán (160 ° F), ag casadh uair amháin leath bealaigh tríd an grilling.

5. Freastal kabobs uaineoil le anlann tzatziki.

SICÍN GRILLED LE CRÓCH AGUS LÍOMÓID

ULLMHAIGH: 15 nóiméad Chill: 8 uair an chloig Rósta: 1 uair 15 nóiméad Seasamh: 10 nóiméad Déan: 4 riar

IS É AN CRÓCH NA GAIS TRIOMAITHEDE CHINEÁL BLÁTH CROCUS. TÁ SÉ COSTASACH, ACH TÉANN BEAGÁN I BHFAD. CUIREANN SÉ A BLAS MACÁNTA, SAINIÚIL AGUS A DATH BUÍ TAIBHSEACH LEIS AN SICÍN RÓSTA BRIOSC-GHEARRTHA SEO.

- 1 4- go 5-punt sicín iomlán
- 3 spúnóg bhoird de ola olóige
- 6 clóibh gairleog, brúite agus scafa
- 1½ spúnóg bhoird craiceann líomóide grátáilte go mín
- 1 spúnóg bhoird de thyme úr
- 1½ taespúnóg piobar dubh scáinte
- ½ teaspoon snáithe cróch
- 2 duilleoga bhá
- 1 líomóid, ceathrúna

1. Bain muineál agus giblets as sicín; caith nó sábháil le haghaidh úsáid eile. Sruthlaigh cuas comhlacht sicín; tirim le tuáillí páipéir. Trim aon bhreis craiceann nó saill as an sicín.

2. I bpróiseálaí bia, cuir ola olóige, gairleog, zest líomóide, thyme, piobar agus cróch le chéile. Próiseas chun taos mín a fhoirmiú.

3. Le méara, rub greamaigh thar dhromchla seachtrach an sicín agus isteach sa chuas istigh. Aistrigh sicín chuig babhla mór; clúdaigh agus cuisnigh ar a laghad 8 uair an chloig nó thar oíche.

4. Déan an t-oigheann roimh ré go 425°F. Cuir ceathrú líomóide agus duilleoga bá sa chuas sicín. Ceangail na cosa le chéile le sreangán cistine 100% cadáis. Cuir na sciatháin faoin sicín. Cuir isteach teirmiméadar feola oigheann-dhíonach isteach i matán an thigh istigh gan teagmháil a dhéanamh leis an gcnámh. Cuir an sicín ar raca i bpanna róstadh mór.

5. Rósta ar feadh 15 nóiméad. Laghdaigh an teocht oigheann go 375 ° F. Rósta thart ar 1 uair an chloig níos mó nó go dtí go ritheann na súnna soiléir agus cláraíonn an teirmiméadar 175 ° F. Sicín pubaill le scragall. Lig seasamh 10 nóiméad roimh slicing.

SICÍN SPATCHCOCKED LE JICAMA SLAW

ULLMHAIGH: 40 nóiméad Grill: 1 uair 5 nóiméad Seas: 10 nóiméad Déan: 4 riar

IS TÉARMA CÓCAIREACHTA D'AOIS É "SPATCHCOCK". TÁ SÉ SEO IN ÚSÁID ARÍS LE DÉANAÍ CHUN CUR SÍOS A DHÉANAMH AR AN BPRÓISEAS INA SCOILTEADH ÉAN BEAG - COSÚIL LE CEARC NÓ CEARC CHOIRNIS - SÍOS A DHROIM AGUS ANSIN É A OSCAILT SUAS AGUS É A LEACÚ MAR LEABHAR LE CUIDIÚ LEIS FÁS GO TAPA AGUS NÍOS MÓ CHUN CÓCAIREACHT GO COTHROM. . TÁ SÉ COSÚIL LE FÉILEACÁN ACH NÍ THAGRAÍONN SÉ ACH D'ÉANLAITH CHLÓIS.

SICÍN

1 chili
1 spúnóg bhoird de sailéid mionghearrtha
3 clóibh gairleog, mionghearrtha
1 teaspoon craiceann líomóide grátáilte go mín
1 teaspoon craiceann aoil grátáilte go mín
1 teaspoon Séasúr Toiteach (féachOideas)
½ teaspoon oregano triomaithe, brúite
½ teaspoon cumin talún
1 spúnóg bhoird ola olóige
1 3- go 3½-punt sicín iomlán

SLAV

½ de jicama meánach, scafa agus gearrtha i stiallacha julienne (thart ar 3 chupán)
½ cupán oinniúin tanaí slisnithe (4)
1 úll Granny Smith, scafa, croíleagtha agus gearrtha i stiallacha julienne
⅓ cupán cilantro úr mionghearrtha
3 spúnóg bhoird de sú oráiste úr
3 spúnóg bhoird de ola olóige

1 teaspoon líomóid-luibh seasoning (féach<u>Oideas</u>)

1. Le haghaidh grill gualaigh, socraigh guail mheánteo ar thaobh amháin den grill. Cuir pan drip faoi thaobh folamh an grill. Cuir poblano ar an raca grill díreach os cionn gual meánach. Clúdaigh agus grill ar feadh 15 nóiméad nó go dtí go bhfuil an poblano charred ar gach taobh, ag casadh ó am go ham. Wrap poblano láithreach i scragall; Lig seasamh ar feadh 10 nóiméad. Oscail scragall agus gearrtha poblano ina leath ar fhad; Bain gais agus síolta (féach<u>leid</u>). Le scian géar, bain an craiceann go réidh agus caith amach. Go mín chop poblano. (Le haghaidh grill gáis, réamhthéigh an grill; laghdaigh an teas go meánach. Coigeartaigh do chócaireacht indíreach. Grill mar atá thuas os cionn dóire atá casta air.)

2. Chun an rub a fháil, i mbabhla beag le chéile poblano, seallóidí, gairleog, craiceann líomóide, zest aoil, blastán deataithe, oregano agus cumin. Corraigh in ola; mheascadh go maith a dhéanamh taos.

3. Chun an sicín a skewer, bain an muineál agus na giblets as an sicín (ach amháin le haghaidh úsáid eile). Cuir an sicín, taobh chíche síos, ar chlár gearrtha. Bain úsáid as deimhis cistine chun fad taobh amháin den chnámh droma a ghearradh, ag tosú ag deireadh an mhuineál. Déan an fad gearrtha ar an taobh eile den spine arís. Bain agus bain an cnámh droma. Cuir an taobh craiceann sicín suas. Brúigh síos idir na cíoch chun an cnámh cíche a bhriseadh ionas go luíonn an sicín cothrom.

4. Ag tosú ag an muineál ar thaobh amháin den chíche, sleamhnaigh do mhéara idir an craiceann agus an fheoil, ag scaoileadh an chraiceann agus tú ag obair do bhealach

suas an thigh. Saor in aisce an craiceann timpeall na pluide. Déan arís ar an taobh eile. Bain úsáid as do mhéara chun an rub a scaipeadh thar an bhfeoil faoi chraiceann an tsicín.

5. Cuir sicín, taobh cíoch síos, ar raca grill os cionn drip-phanna. Meáchan le dhá brící scragall-fillte nó sraith mór iarann teilgthe. Clúdaigh agus grill ar feadh 30 nóiméad. Cuir an sicín, taobh cnámh síos, ar an raca, meáchan arís le brící nó friochtán. Grill, clúdaithe, thart ar 30 nóiméad níos mó nó go dtí go bhfuil sicín a thuilleadh bándearg (175 °F i matán ceathar). Bain an sicín as an grill; Lig seasamh ar feadh 10 nóiméad. (Le haghaidh grill gáis, cuir sicín ar raca grill ar shiúl ón teas. Grill mar atá thuas.)

6. Idir an dá linn, le haghaidh an maraigh, i mbabhla mór le chéile jicama, sceallóga, úll, agus cilantro. I mbabhla beag, meascadh le chéile sú oráiste, ola, agus líomóid-luibh blastán. Doirt thar an meascán jicama agus caith go cóta. Freastal sicín leis an maraigh.

PLUIDE SICÍN GRILLED LE VODCA, CAIRÉID AGUS ANLANN TRÁTAÍ

ULLMHAIGH: 15 nóiméad Cócaire: 15 nóiméad Rósta: 30 nóiméad Déan: 4 riar

IS FÉIDIR VODCA A DHÉANAMH Ó ÉAGSÚLABIANNA ÉAGSÚLA, LENA N-ÁIRÍTEAR PRÁTAÍ, ARBHAR, SEAGAL, CRUITHNEACHT AGUS EORNA - FIÚ FÍONCHAORA. CÉ NACH BHFUIL MÓRÁN VODCA SAN ANLANN SEO, MÁ TÁ TÚ AG ROINNT IDIR CEITHRE RIAR É, LORG VODCA DÉANTA AS PRÁTAÍ NÓ AS FÍONCHAOR LE BHEITH COMHLÍONTACH.

3 spúnóg bhoird de ola olóige

4 cnámh-i ais sicín nó píosaí sicín feola, craiceann

Is féidir 1 28-unsa trátaí pluma breise salann, draenáilte

½ cupán oinniún mionghearrtha

½ cupán cairéid mionghearrtha

3 clóibh gairleog, mionghearrtha

1 teaspoon spíosra Meánmhara (féach<u>Oideas</u>)

⅛ teaspoon piobar cayenne

1 sprig rosemary úr

2 spúnóg bhoird de vodca

1 spúnóg bhoird de basil úr mionghearrtha (roghnach)

1. Déan an oigheann a théamh go 375°F. I bhfriochtán mór breise, teas 2 spúnóg bhoird ola thar teas meánach. cuir sicín; cócaireacht ar feadh thart ar 12 nóiméad nó go dtí go donn, ag casadh go cothrom donn. Cuir an uile san oigheann réamhthéite. Rósta, gan chumhdach, ar feadh 20 nóiméad.

2. Idir an dá linn, le haghaidh an anlann, bain úsáid as deimhis cistine chun na trátaí a ghearradh. I bpota meánach, teas

an 1 spúnóg bhoird ola atá fágtha thar teas meánach. Cuir oinniún, cairéad agus gairleog; cócaireacht ar feadh 3 nóiméad nó go dtí go tairisceana, corraigh go minic. Corraigh isteach trátaí diced, blastán Meánmhara, piobar cayenne, agus sprig Rosemary. A thabhairt chun boil thar teas meánach; Laghdaigh teas. Suanbhruith, nochta, ar feadh 10 nóiméad, ag corraigh uaireanta. Corraigh i vodca; cócaireacht 1 nóiméad níos mó; bhaint agus sprig Rosemary a bhaint.

3. Spúnóg anlann thar sicín i skillet. Fill an caife chuig an oigheann. Rósta, clúdaithe, thart ar 10 nóiméad níos mó nó go dtí go bhfuil sicín bog agus nach bhfuil bándearg a thuilleadh (175°F). Más mian leat, sprinkle le basil.

SICÍN RÔTI AGUS RUTABAGA FRIES

ULLMHAIGH:Bácáil ar feadh 40 nóiméad: 40 nóiméad Déan: 4 riar

TÁ NA FRIES CRISPY RUTABAGA DELICIOUSSEIRBHEÁILTEAR IAD LE SICÍN RÓSTA AGUS NA SÚNNA CÓCAIREACHTA A THÉANN LEIS - ACH TÁ SIAD CHOMH DELICIOUS A DHÉANTAR LEO FÉIN AGUS A SHEIRBHEÁIL LE KETCHUP PALEO (FÉACH<u>OIDEAS</u>) NÓ SHEIRBHEÁIL SÉ AR STÍL NA BEILGE LE PALEO AÏOLI (MAIGH EO GAIRLEOG, FÉACH<u>OIDEAS</u>).

6 spúnóg bhoird de ola olóige
1 spúnóg bhoird de seasoning Meánmhara (féach<u>Oideas</u>)
4 pluide sicín cnámh istigh, gan chraiceann (thart ar 1 ¼ punt san iomlán)
4 phíosa sicín, gan chraiceann (thart ar 1 punt san iomlán)
1 cupán fíon bán tirim
1 cupán brat cnámh sicín (féach<u>Oideas</u>) nó brat sicín gan salann
1 oinniún beag, ceathrúna
Ola óg
1½ go 2 phunt rutabagas
2 spúnóg bhoird sneachta úr mionghearrtha
Piobar dubh

1. Déan an oigheann a théamh go 400°F. I mbabhla beag, cuir 1 spúnóg bhoird d'ola olóige agus blastán na Meánmhara le chéile; rub ar píosaí sicín. I sciléad seach-mhór-cruthúnas oigheann, teas 2 spúnóg bhoird de ola. Cuir píosaí sicín, taobhanna feola síos. Cook, gan chlúdach, thart ar 5 nóiméad nó go dtí go browned. Bain an uile as an teas. Tóg na píosaí sicín, taobh donn suas. Cuir fíon, brat cnámh sicín, agus oinniún.

2. Cuir skillet san oigheann ar raca lár. Bácáil, gan chlúdach, ar feadh 10 nóiméad.

3. Idir an dá linn, le haghaidh friochta, cóta go héadrom bileog bácála mór le ola olóige; chur ar leataobh. Peel rutabagas. Ag baint úsáide as scian géar, gearr na rutabagas ina slisní ½ orlach. Gearr na slices ar a fhad i stiallacha ½ orlach. I mbabhla mór, caith na stiallacha rutabaga leis na 3 spúnóg bhoird ola atá fágtha. Scaip stiallacha rutabaga i sraith amháin ar bhileog bácála ullmhaithe; Cuir san oigheann ar raca barr. Bácáil ar feadh 15 nóiméad; Smeach fries. Bácáil sicín ar feadh 10 nóiméad níos mó nó go dtí nach bándearg a thuilleadh (175°F). Bain an sicín as an oigheann. Bake fries 5 go 10 nóiméad nó go dtí go browned agus tairisceana.

4. Bain sicín agus oinniúin as skillet, ag coimeád sú. Clúdaigh sicín agus oinniún a choinneáil te. Sú a thabhairt chun boil thar teas meánach; Laghdaigh teas. Suanbhruith, gan chumhdach, thart ar 5 nóiméad níos mó nó go dtí go laghdaítear na súnna beagán.

5. Le riar, spréigh na fries le síobhais agus séasúr le piobar. Freastal sicín le súnna cócaireachta agus fries.

MUISIRIÚN TRÍ-COQ AU VIN LE CHIVE MASHED RUTABAGAS

ULLMHAIGH:15 nóiméad Cócaire: 1 uair 15 nóiméad Déan: 4 go 6 riar

MÁ TÁ POLL SA BHABHLATAR ÉIS DUIT NA BEACÁIN TRIOMAITHE A CHLÚDACH - AGUS IS DÓCHA GO MBEIDH SÉ - CUIR AN LEACHT TRÍ CHEESECLOTH DÚBAILTE TIUBH I STRAINER MOGALRA FÍNEÁIL.

1 spúnóg bhoird triomaithe porcini nó beacáin morel

1 cupán fiuchphointe uisce

2 go 2½ punt pluide sicín agus drumsticks, craiceann

Piobar dubh

2 spúnóg bhoird de ola olóige

2 cainneanna meánacha, leath ar fad, rinsithe agus slisnithe go tanaí

2 beacáin portobello, slisnithe

8 unsa beacáin úra oisrí, beacáin cnaipe úra gasta agus slisnithe nó slisnithe

¼ cupán taosrán trátaí gan salann

1 teaspoon marjoram triomaithe, brúite

½ teaspoon thyme triomaithe, brúite

½ cupán fíon dearg tirim

6 cupán brat cnámh sicín (féach<u>Oideas</u>) nó brat sicín gan salann

2 duilleoga bhá

2 go 2½ punt rutabagas, scafa agus mionghearrtha

2 spúnóg bhoird sneachta úr mionghearrtha

½ teaspoon piobar dubh

thyme úr mionghearrtha (roghnach)

1. I mbabhla beag, cuir na beacáin porcini agus an fiuchphointe uisce le chéile; Lig seasamh ar feadh 15 nóiméad. Bain beacáin, ag coimeád an leacht maos. Gearr na beacáin. Socraigh na beacáin agus an leacht maos ar leataobh.

2. Sprinkle sicín le piobar. I bhfriochtán mór breise a bhfuil clúdach daingean air, teas 1 spúnóg bhoird d'ola olóige thar teas meánach. Cócaráil píosaí sicín, in dhá bhaisc, in ola te ar feadh thart ar 15 nóiméad go dtí go mbeidh siad donn éadrom, ag casadh uair amháin. Bain an sicín as an friochtán. Corraigh cainneanna, beacáin portobello agus beacáin oisrí. Cook ar feadh 4 go 5 nóiméad nó díreach go dtí go dtosaíonn na beacáin ag donn, ag corraigh uaireanta. Corraigh i greamaigh trátaí, marjoram agus thyme; cócaireacht agus corraigh ar feadh 1 nóiméad. Corraigh an fíon; cócaireacht agus corraigh ar feadh 1 nóiméad. Corraigh i 3 chupán den bhrat cnámh sicín, duilleoga bá, ½ cupán den leacht soaking beacán forchoimeádta, agus beacáin mionghearrtha athhiodráitithe. Fill an sicín chuig an bpanna. Beir chun boil; Laghdaigh teas. Suanbhruith, clúdaithe,

3. Idir an dá linn, cuir rutabagas agus na 3 chupán brat atá fágtha le chéile i sáspan mór. Más gá, cuir uisce chun na rutabagas a chlúdach. Beir chun boil; Laghdaigh teas. Suanbhruith, nochta, ar feadh 25 go 30 nóiméad nó go dtí go bhfuil rutabagas bog, corraigh uaireanta. Taosc rutabagas, ag coimeád leacht. Fill rutabagas chuig an sáspan. Cuir an 1 spúnóg bhoird eile den ola olóige, an schnitzel, agus ½ teaspoon piobar leis. Bain úsáid as masher prátaí, mash an meascán rutabaga, ag cur leacht cócaireachta mar is gá chun an comhsheasmhacht atá ag teastáil a bhaint amach.

4. Bain duilleoga bá ó mheascán sicín; dearadh Freastal sicín agus anlann thar rutabagas measctha. Más mian leat, sprinkle le thyme úr.

DRUMSTICKS PEACH-BRANDA-GHLOINITHE

ULLMHAIGH: 30 nóiméad Grill: 40 nóiméad Déan: 4 riar

TÁ NA COSA SICÍN SEO FOIRFELE MARAIGH CRISPY AGUS NA FRIES PRÁTAÍ MILSE BHÁCÁILTE OIGHEANN SPICY AS AN T-OIDEAS DO GHUALAINN MUICEOIL SPÍOSRAÍ-CUIMILTE TÚINÉIS (FÉACH<u>OIDEAS</u>). TAISPEÁNTAR IAD ANSEO LE SLAW CABÁISTE CRUNCHY LE RAIDIS, MANGO AGUS MINT (FÉACH<u>OIDEAS</u>).

PEACH-BRANDA GLAZE
- 1 spúnóg bhoird ola olóige
- ½ cupán oinniún mionghearrtha
- 2 phéitseog mheán úr, leath, slisnithe agus mionghearrtha
- 2 spúnóg branda
- 1 cupán anlann BBQ (féach<u>Oideas</u>)
- 8 bpíosa sicín (2 go 2½ punt san iomlán), seasoned más mian

1. Le haghaidh glaze, teas an ola olóige i bpota meánach os cionn teas meánach. Cuir oinniúin; cócaireacht thart ar 5 nóiméad nó go dtí go tairisceana, corraigh ó am go chéile. Cuir péitseoga. Clúdaigh agus cócaigh ar feadh 4 go 6 nóiméad nó go dtí go bhfuil na péitseoga tairisceana, corraigh uaireanta. Cuir branda; cócaireacht, nochta, ar feadh 2 nóiméad, corraigh ó am go chéile. Cool beagán. Aistrigh an meascán peach chuig cumascóir nó próiseálaí bia. Clúdaigh agus cumasc nó próiseáil go dtí go réidh. Cuir anlann BBQ leis. Clúdaigh agus cumasc nó próiseáil go dtí go réidh. Fill an anlann chuig an sáspan. Cook thar teas meánach go dtí go théitear tríd. Aistrigh ¾ cupán anlann chuig babhla beag chun an sicín a scuabadh.

Coinnigh an anlann atá fágtha te chun a sheirbheáil le sicín grilled.

2. Le haghaidh grill gualaigh, socraigh guail mheánteo timpeall ar phanna drip. Déan tástáil le haghaidh teas meánach thar phanna drip. Cuir maidí droma sicín ar raca grill thar phanna drip. Clúdaigh agus grill ar feadh 40 go 50 nóiméad nó go dtí go bhfuil sicín a thuilleadh bándearg (175 ° F), casadh uair amháin leath bealaigh tríd an grilling agus scuabadh le ¾ cupán an glaze peach-branda ar feadh na 5 go 10 nóiméad deireanach de Grilling. (Le haghaidh grill gáis, réamhthéitear an grill. Laghdaigh an teas go meánach. Coigeartaigh an teas don chócaireacht indíreach. Cuir na píosaí sicín ar an grill nach bhfuil ró-théamh. Clúdaigh agus grill mar a ordaítear.)

SICÍN MARINATED DE CHUID NA SILE LE SAILÉAD MANGO-MELÓIN

ULLMHAIGH: 40 nóiméad Chill/marinate: 2 go 4 huaire Grill: 50 nóiméad Déan: 6 go 8 riar

IS POBLANO TRIOMAITHE É AN ANCHO CHILE- CHILI LONRACHA, DOMHAIN GLAS LE CUMHRA ÚR DIAN. TÁ BLAS BEAGÁN FRUITY AG ANCHO CHILES LE LEID DE PLUMA NÓ RÍSÍN AGUS GAN ACH TEAGMHÁIL LE SEARBHAS. IS FÉIDIR LE CHILES NUA-MHEICSICEO A BHEITH MEASARTHA TE. SIN IAD NA CHILIES DOMHAIN DEARG A FHEICEANN TÚ AR CROCHADH I RISTRAS - SOCRUITHE ILDAITE DE CHILIES TIRIM - I GCODANNA DEN IARDHEISCEART.

SICÍN

2 chiles triomaithe i Nua-Mheicsiceo

2 chiles ancho triomaithe

1 cupán fiuchphointe uisce

3 spúnóg bhoird de ola olóige

1 oinniún mór milis, scafa agus gearrtha i slices tiubh

4 trátaí Roma, mionghearrtha

1 spúnóg bhoird gairleog mhionaithe (6 clóibh)

2 teaspoon cumin talún

1 teaspoon oregano triomaithe, brúite

16 píosa sicín

SAILÉAD

2 chupán cantaloupe ciúbach

2 chupán mil ciúbach

2 cupán mango slisnithe

¼ cupán sú líomóide úr

1 teaspoon púdar chili

½ teaspoon cumin talún

¼ cupán cilantro úr mionghearrtha

1. I gcás sicín, bain gais agus síolta ó Nua-Mheicsiceo triomaithe agus chiles ancho. Teas pan mór os cionn teas meánach. Tósta an chili sa friochán ar feadh 1 go 2 nóiméad nó go dtí go cumhra agus go héadrom tósta. Cuir chiles rósta i mbabhla beag; cuir an fiuchphointe uisce leis an mbabhla. Lig seasamh ar feadh 10 nóiméad ar a laghad nó go dtí go mbeidh tú réidh le húsáid.

2. Preheat an broiler. Líne bileog bácála le scragall; Scuab 1 spúnóg bhoird ola olóige thar scragall. Cuir slices oinniún agus trátaí ar pan. Broil thart ar 4 orlach ón teas ar feadh 6 go 8 nóiméad nó go dtí go softened agus charred. Taosc chilies, ag cur uisce in áirithe.

3. Le haghaidh marinade, i cumascóir nó próiseálaí bia le chéile chili, oinniún, trátaí, gairleog, cumin agus oregano. Clúdaigh agus cumasc nó próiseáil go dtí go réidh, ag cur uisce in áirithe mar is gá chun puree agus a bhaint amach comhsheasmhacht inmhianaithe.

4. Cuir an sicín i mála mór plaisteach in-indíolta i mias éadomhain. Doirt marinade thar sicín i mála, ag casadh mála go cóta go cothrom. Marinate sa chuisneoir ar feadh 2 go 4 uair an chloig, ag casadh an mála ó am go chéile.

5. Le haghaidh sailéad, i mbabhla mór breise le chéile cantaloupe, mil, mango, sú líomóide, atá fágtha 2 spúnóg bhoird ola olóige, púdar chili, cumin, agus cilantro. Oiriúnach le haghaidh sciath. Clúdaigh agus cuisnigh ar feadh 1 go 4 uair an chloig.

6. Le haghaidh grill gualaigh, socraigh gual meánte thart ar phanna drip. Tástáil le haghaidh teasa meánach thar an uile. Bain an sicín, ag cur an marinade in áirithe. Cuir sicín ar an raca grill thar an drip uile. Scuab an sicín go fial le cuid den marinade forchoimeádta (scaoil aon marinade breise). Clúdaigh agus grill ar feadh 50 nóiméad nó go dtí go bhfuil sicín a thuilleadh bándearg (175 °F), casadh uair amháin leath bealaigh tríd an grilling. (Le haghaidh grill gáis, réamhthéitear an grill. Laghdaigh an teas go meánach. Coigeartaigh do chócaireacht indíreach. Lean ar aghaidh mar a ordaítear, cuir sicín ar dóire atá casta as.) Freastal ar mhaidí druma sicín leis an sailéad.

COSA SICÍN I STÍL TANDOORI LE RAITA CÚCAMAR

ULLMHAIGH:20 nóiméad Marinate: 2 go 24 uair Arán: 25 nóiméad Déan: 4 riar

DÉANTAR AN RAITA LE CAISIÚUACHTAR, SÚ LÍOMÓIDE, MINT, LUS AN CHOIRE AGUS CÚCAMAR. SOLÁTHRAÍONN SÉ FRITHPHOINTE FIONNUAR DON SICÍN TE AGUS SPICY.

SICÍN
1 oinniún, slisnithe go tanaí

Píosa 1 2-orlach de ginger úr, scafa agus ceathrúna

4 clóibh de garlic

3 spúnóg bhoird de ola olóige

2 spúnóg bhoird sú líomóide úr

1 teaspoon cumin talún

1 teaspoon turmeric talún

½ teaspoon allspice talún

½ teaspoon cainéal talún

½ teaspoon piobar dubh

¼ teaspoon piobar cayenne

8 píosa sicín

RAITA CÚCAMAR
1 cupán uachtar cashew (féachOideas)

1 spúnóg bhoird sú líomóide úr

1 spúnóg bhoird mint úr mionghearrtha

1 spúnóg bhoird lus an choire úr mionghearrtha

½ teaspoon cumin talún

⅛ teaspoon piobar dubh

1 cúcamar meánach, scafa, síolaithe agus slisnithe (1 cupán)

Sliseanna líomóide

1. I cumascóir nó próiseálaí bia le chéile oinniún, ginger, gairleog, ola olóige, sú líomóide, cumin, turmeric, allspice, cainéal, piobar dubh, agus piobar cayenne. Clúdaigh agus cumasc nó próiseáil go dtí go réidh.

2. Ag baint úsáide as barr scian paring, poll gach drumamaide ceithre nó cúig huaire. Cuir maidí druma i mála mór plaisteach in-indíolta i mbabhla mór. Cuir meascán oinniún leis; cas chuig an maintlín. Marinate sa chuisneoir ar feadh 2 go 24 uair an chloig, ag casadh an mála ó am go chéile.

3. Preheat broiler. Bain an sicín as an marinade. Ag baint úsáide as tuaillí páipéir, wipe marinade breise ó drumaí. Socraigh drumaí ar raca pana gríoscáin neamhthéite nó bileog bácála scragall-líneáilte. Broil 6 go 8 orlach ón bhfoinse teasa ar feadh 15 nóiméad. Cas drumaí thar; Broil thart ar 10 nóiméad nó go dtí go bhfuil sicín a thuilleadh bándearg (175°F).

4. Maidir leis an raita, i mbabhla meánach le chéile uachtar caisiú, sú líomóide, mint, cilantro, cumin agus piobar dubh. Corraigh cúcamar go réidh.

5. Freastal ar sicín le raita agus dingeacha líomóide.

STOBHACH SICÍN CURRIED LE GLASRAÍ FRÉAMHACHA, ASPARAGUS AGUS GLAS ÚLL MIONTA

ULLMHAIGH:30 nóiméad Cócaire: 35 nóiméad Seas: 5 nóiméad Déan: 4 riar

2 spúnóg bhoird ola cnó cócó scagtha nó ola olóige
£ 2 cnámh-i chíche cearc, craiceann más inmhianaithe
1 cupán oinniún mionghearrtha
2 spúnóg bhoird ginger úr grátáilte
2 spúnóg gairleog mhionaithe
2 spúnóg bhoird de phúdar curaí saor ó salann
2 spúnóg bhoird jalapeño mionghearrtha, síolaithe (féach_leid_)
4 cupán brat cnámh sicín (féach_Oideas_) nó brat sicín gan salann
2 prátaí milse mheán (thart ar 1 punt), scafa agus mionghearrtha
2 rinds mheán (thart ar 6 unsa), scafa agus mionghearrtha
1 cupán seeded, trátaí slisnithe
8 unsa asparagus, bearrtha agus gearrtha i faid 1-orlach
1 Is féidir le 13.5-unsa bainne cnó cócó nádúrtha (cosúil le Nature's Way)
½ cupán cilantro úr mionghearrtha
Apple-Mint Relish (féach_Oideas_, thíos)
Slisní aoil

1. In oigheann Ollainnis 6-quart, teas an ola thar teas meánach. Sicín donn i mbaisceanna in ola te, ag casadh go donn go cothrom, thart ar 10 nóiméad. Sicín a aistriú chuig pláta; chur ar leataobh.

2. Teas go meánach. Cuir oinniún, sinséar, gairleog, púdar curaí agus jalapeño leis an bpota. Cook agus corraigh ar feadh 5 nóiméad nó go dtí go mbeidh an oinniún bog. Corraigh i brat cnámh sicín, prátaí milse, beets agus trátaí. Fill na píosaí sicín go dtí an phota, ag déanamh socrú chun an sicín a chur faoi uisce a oiread leacht agus is féidir.

Laghdaigh an teas go meán-íseal. Clúdaigh agus suanbhruith ar feadh 30 nóiméad nó go dtí go bhfuil sicín a thuilleadh bándearg agus glasraí tairisceana. Corraigh i asparagus, bainne cnó cócó agus cilantro. Bain as teas. Lig seasamh ar feadh 5 nóiméad. Bain sicín ó chnámha, más gá, a roinnt go cothrom idir babhlaí riar. Freastal le miontas úll agus dingeacha aoil.

Relish Apple-Mint: I bpróiseálaí bia, gearr ½ cupán calóga cnó cócó neamh-mhilsithe go dtí go mbeidh siad púdaraithe. Cuir 1 cupán duilleoga cilantro úr agus gaile; 1 cupán duilleoga mint úr; 1 úll Granny Smith, croíthe agus mionghearrtha; 2 taespúnóg jalapeño mionghearrtha, síolaithe (féach<u>leid</u>); agus 1 spúnóg bhoird sú líomóide úr. Pulse go dtí go mionghearrtha.

SAILÉAD PAILLARD SICÍN GRILLED LE SÚTHA CRAOBH, BIATAIS, AGUS ALMÓINNÍ RÓSTA

ULLMHAIGH: 30 nóiméad Rósta: 45 nóiméad Marinate: 15 nóiméad Grill: 8 nóiméad Déan: 4 riar

- ½ cupán almóinní iomlán
- 1½ taespúnóg ola olóige
- 1 biatas dearg meánach
- 1 biatas meánach órga
- 2 6- go 8-unsa gan chnámh, leatha chíche cearc gan chraiceann
- 2 chupán sútha craobh úr nó reoite, leáite
- 3 spúnóg fínéagar fíon bán nó dearg
- 2 spúnóg bhoird tarragon úr mionghearrtha
- 1 spúnóg bhoird sailéid mionghearrtha
- 1 teaspoon mustaird Dijon-stíl (féach Oideas)
- ¼ cupán ola olóige
- Piobar dubh
- 8 cupáin sailéid meascán earraigh

1. Maidir leis na almóinní, déan an t-oigheann roimh ré go 400°F. Scaip almóinní ar leathán bácála beag agus caith le ½ teaspoon ola olóige. Bácáil ar feadh thart ar 5 nóiméad nó go dtí go cumhra agus órga. Lig fionnuar. (Is féidir almóinní a reoite 2 lá roimh ré agus a stóráil i gcoimeádán aerdhíonach.)

2. Do na beets, cuir gach biatas ar phíosa beag scragall agus cuir ½ teaspoon ola olóige ar gach ceann díobh. Timfhilleadh an scragall go scaoilte timpeall na mbeets agus cuir ar bhileog bácála nó i tráidire bácála. Rósta na beets in oigheann 400 °F ar feadh 40 go 50 nóiméad nó go dtí go bog iad nuair a tholladh iad le scian. Bain as

oigheann agus lig seasamh go dtí go fionnuar go leor a láimhseáil. Bain an craiceann le scian paring. Gearr beets i slices agus ar leataobh. (Seachain na beets a mheascadh le chéile chun cosc a chur ar na beets dearga na beets órga a smáthú. Is féidir biatais a róstadh agus a chuisniú 1 lá roimh ré. Beir go dtí teocht an tseomra sula ndéantar é.)

3. Maidir leis an sicín, gearrtha gach cíche cearc ina dhá leath go cothrománach. Cuir gach píosa sicín idir dhá phíosa fillte plaisteach. Ag baint úsáide as mallet feola, punt go réidh go dtí thart ar ¾ orlach tiubh. Cuir an sicín i mias éadomhain agus ar leataobh.

4. Maidir leis an vinaigrette, i mbabhla mór, brúite go héadrom ¾ cupán na sútha craobh le whisk (cuir an chuid eile de na sútha craobh in áirithe don sailéad). Cuir an fínéagar, an tarragon, na sailéid agus an mustaird i stíl Dijon leis; corraigh a mheascadh. Cuir an ¼ cupán ola olóige isteach i sruth tanaí, whisking a mheascadh go maith. Doirt ½ cupán vinaigrette thar sicín; cas an sicín ina chóta (cuir in áirithe an vinaigrette atá fágtha don sailéad). Marinate sicín ag teocht an tseomra ar feadh 15 nóiméad. Bain an sicín as an marinade agus sprinkle le piobar; caith an marinade atá fágtha sa mhias.

5. Le haghaidh grill gualaigh nó gáis, cuir ar raca grill díreach os cionn teas meánach. Clúdaigh agus grill ar feadh 8 go 10 nóiméad nó go dtí go bhfuil sicín a thuilleadh bándearg, casadh uair amháin leath bealaigh tríd an grilling. (Is féidir sicín a chócaráil freisin i bpanna grille oigheann.)

6. I mbabhla mór, cuir leitís, beets, agus 1¼ cupán sútha craobh atá fágtha le chéile. Doirt vinaigrette

forchoimeádta thar sailéad; tos go réidh chun cóta. Roinn an sailéad idir ceithre phláta riar; Barr gach ceann acu le píosa cíche sicín grilled. Gearr na almóinní rósta go mín agus sprinkle thar gach rud. Freastal láithreach.

BROCAILÍ CÍOCH SICÍN LÍONTA COINÍN LE ANLANN TRÁTAÍ ÚR AGUS SAILÉAD CAESAR

ULLMHAIGH:40 nóiméad Cócaire: 25 nóiméad Déan: 6 riar

3 spúnóg bhoird de ola olóige
2 teaspoon gairleog mhionaithe
¼ teaspoon piobar dearg brúite
1 punt brocailí raab, bearrtha agus mionghearrtha
½ cupán rísíní órga neamhshulfurized
½ cupán uisce
4 5- go 6-unsa leatha chíche cearc gan chraiceann, gan chnámh
1 cupán oinniún mionghearrtha
3 cupáin trátaí mionghearrtha
¼ cupán basil úr mionghearrtha
2 taespúnóg fínéagar fíon dearg
3 spúnóg bhoird sú líomóide úr
2 spúnóg bhoird paleo mayo (féach Oideas)
2 taespúnóg mustaird Dijon (féach Oideas)
1 teaspoon gairleog mhionaithe
½ teaspoon piobar dubh
¼ cupán ola olóige
10 cupáin leitís romaine mionghearrtha

1. I bhfriochtán mór, teas 1 spúnóg bhoird d'ola olóige thar teas meánach. Cuir gairleog agus piobar dearg triomaithe; cócaireacht agus corraigh ar feadh 30 soicind nó go dtí go cumhra. Cuir an rabe brocailí mionghearrtha, rísíní agus ½ cupán uisce leis. Clúdaigh agus cócaráil ar feadh thart ar 8 nóiméad nó go dtí go bhfuil an raab brocailí wilted agus tairisceana. Bain an clúdach as an uile; lig aon uisce breise galú. Cuir ar leataobh.

2. Le haghaidh róil, déan gach cíche cearc ina leath ar fhad; Cuir gach píosa idir dhá phíosa fillte plaisteach. Ag baint úsáide as an taobh cothrom de mhil feola, punt sicín go héadrom go dtí thart ar ¼ orlach tiubh. I gcás gach roulade, cuir thart ar ¼ cupán den mheascán brocailí rabe ar cheann de na foircinn ghearr; rolladh suas, fillte na taobhanna a chur faoi iamh go hiomlán ar an líonadh. (Is féidir roulades a dhéanamh suas go dtí 1 lá roimh ré agus iad a chuisniú go dtí go mbeidh siad réidh le cócaireacht.)

3. I bhfriochtán mór, teas 1 spúnóg bhoird d'ola olóige thar teas meánach. Cuir na rúiléid, na taobhanna síos. Cook ar feadh thart ar 8 nóiméad nó go dtí go browned ar gach taobh, casadh dhá nó trí huaire le linn cócaireachta. Aistrigh rólaí chuig pláta.

4. Le haghaidh an anlann, teas 1 spúnóg bhoird den ola olóige atá fágtha sa friochtán os cionn teas meánach. Cuir an oinniún leis; cócaireacht thart ar 5 nóiméad nó go dtí tréshoilseach. Corraigh na trátaí agus an basil isteach. Cuir roulades ar an anlann sa friochtán. A thabhairt chun boil thar teas meánach; Laghdaigh teas. Clúdaigh agus suanbhruith ar feadh thart ar 5 nóiméad nó go dtí go dtosaíonn na trátaí ag briseadh síos ach fós coinnigh siad a gcruth agus téitear na róileanna tríd.

5. Le haghaidh feistis, i mbabhla beag guair le chéile an sú líomóide, paleo mayo, mustaird stíl Dijon, gairleog agus piobar dubh. Ceobhrán i ¼ cupán ola olóige, guairneáil go dtí go eiblithe. I mbabhla mór, caith an gléasadh leis an romaine mionghearrtha. Le riar, roinn an romaine idir sé

phláta riar. Gearr roulades agus socraigh ar romaine; sprinkle le anlann trátaí.

TIMFHILLEADH SHAWARMA SICÍN GRILLED LE GLASRAÍ SPÍOSÚLA AGUS CÓIRIÚ CNÓ PÉINE

ULLMHAIGH:20 nóiméad Marinate: 30 nóiméad Grill: 10 nóiméad Déan: 8 wrap (4 riar)

1½ punt leatha chíche cearc gan chraiceann gan chnámh, gearrtha i bpíosaí 2 orlach
5 spúnóg bhoird de ola ológe
2 spúnóg bhoird sú líomóide úr
1¾ teaspoon cumin meilte
1 teaspoon gairleog mhionaithe
1 teaspoon paprika
½ teaspoon púdar curaí
½ teaspoon cainéal talún
¼ teaspoon piobar cayenne
1 zucchini meánach, leath
1 eggplant beag gearrtha i slices ½ orlach
1 piobar milis buí mór, leath agus síolaithe
1 oinniún dearg meánach, ceathrúáilte
8 trátaí silíní
8 duilleoga leitís im mór
Cóiriú Cnó Péine Tósta (féachOideas)
Sliseanna líomóide

1. Maidir leis an marinade, i mbabhla beag le chéile 3 spúnóg ola ológe, sú líomóide, 1 teaspoon cumin, gairleog, ½ teaspoon paprika, curaí, ¼ teaspoon cainéal agus piobar cayenne. Cuir na píosaí sicín i mála mór plaisteach in-indíolta i mias éadomhain. Doirt an marinade thar an sicín. Mála róin; mála cas go cóta. Marinate sa chuisneoir ar feadh 30 nóiméad, ag casadh an mála ó am go chéile.

2. Bain an sicín as an marinade; Bain marinade. Cuir an sicín ar cheithre skewers fada.

3. Cuir zucchini, eggplant, piobar milis agus oinniún ar bhileog bácála. Ceobhrán le 2 spúnóg bhoird d'ola olóige. Sprinkle leis an ¾ teaspoon cumin atá fágtha, an ½ teaspoon paprika atá fágtha, agus an ¼ teaspoon cainéal atá fágtha; rub go héadrom thar glasraí. Brúigh na trátaí ar dhá skewers.

3. Le haghaidh grill gualaigh nó gáis, cuir kabobs sicín agus trátaí agus glasraí ar raca grill thar teas meánach. Clúdaigh agus grill go dtí nach bhfuil an sicín bándearg a thuilleadh agus go bhfuil na glasraí beagán charred agus briosc-tairisceana, ag casadh uair amháin. Ceadaigh 10 go 12 nóiméad le haghaidh sicín, 8 go 10 nóiméad le haghaidh glasraí, agus 4 nóiméad le haghaidh trátaí.

4. Tóg an sicín ó na hospidéil. Glac an sicín agus gearrtha na zucchini, eggplant agus piobar milis i bpíosaí. Bain na trátaí as na sliogáin (ná chop). Socraigh sicín agus glasraí ar phláta. Chun freastal, spúnóg de sicín agus glasraí agus duille sailéad; Ceobhrán le Cóiriú Cnó Péine Tósta. Freastal le slices líomóide.

CÍOCH SICÍN RÓSTA SAN OIGHEANN LE BEACÁIN, CÓILIS GAIRLEOG-MASHED, AGUS ASPARAGUS RÓSTA

TÚS GO DEIREADH: 50 nóiméad Déanann: 4 riar

4 10- go 12-unsa cnámh-i leatha chíche cearc, craiceann

3 chupán beacáin cnaipe beag bán

1 cupán leek nó oinniún buí slisnithe go tanaí

2 cupán brat sicín (féach Oideas) nó brat sicín gan salann

1 cupán fíon bán tirim

1 braon mór de thyme úr

Piobar dubh

Fínéagar fíona bán (roghnach)

1 ceann cóilis, scartha i florets

12 clóibh de garlic, scafa

2 spúnóg bhoird de ola olóige

Piobar bán nó cayenne

1 punt asparagus, bearrtha

2 taespúnóg ola olóige

1. Déan an oigheann a théamh go 400°F. Socraigh breasts sicín i mias bácála dronuilleogach 3-ceathrú; Barr le beacáin agus cainneanna. Doirt brat cnámh sicín agus fíon thar an sicín agus glasraí. Scaip an thyme thar gach rud agus sprinkle le piobar dubh. Clúdaigh an mhias le scragall.

2. Bácáil ar feadh 35 go 40 nóiméad nó go dtí go gcuirtear teirmiméadar inléite ar an toirt isteach sna cláir sicín ag 170 ° F. Bain agus bain sprigí thyme. Más mian leat, séasúr an leacht braise le splancscáileán fínéagar roimh é a sheirbheáil.

2. Idir an dá linn, i sáspan mór cócaráil cóilis agus gairleog i go leor uisce fiuchphointe ar feadh thart ar 10 nóiméad nó go dtí go bhfuil siad an-bhog. Taosc cóilis agus gairleog, ag coimeád 2 spúnóg bhoird den leacht cócaireachta. I bpróiseálaí bia nó i mbabhla meascaithe mór, cuir cóilis agus leacht cócaireachta in áirithe. Próiseáil go dtí go mín* nó braichlis le masher prátaí; Corraigh i 2 spúnóg bhoird de ola olóige agus séasúr le piobar bán. Coinnigh te go dtí go mbeidh tú réidh le freastal.

3. Socraigh asparagus i sraith amháin ar bhileog bácála. Ceobhrán le 2 thaespúnóg d'ola olóige agus caith go cóta. Sprinkle le piobar dubh. Rósta in oigheann 400 °F thart ar 8 nóiméad nó go dtí go brioscach, corraigh uair amháin.

4. Roinn an chóilis brúite idir sé phláta riar. Barr le sicín, beacáin agus cainneanna. Sprinkle le cuid den leacht braising; sheirbheáil le asparagus rósta.

*Nóta: Má tá próiseálaí bia á úsáid agat, bí cúramach gan ró-phróiseáil a dhéanamh nó éireoidh cóilis ró-tanaí.

ANRAITH SICÍN I STÍL TÉALAINNIS

ULLMHAIGH:30 nóiméad Reo: 20 nóiméad Cócaireacht: 50 nóiméad Déan: 4 go 6 riar

IS TORTHAÍ MUSKY, GÉAR É TAMARINDA ÚSÁIDTEAR SA CHÓCAIREACHT INDIACH, TÉALAINNIS AGUS MHEICSICEO. TÁ SIÚCRA I GO LEOR TAOSRÁIN TAMARIND A ULLMHAÍTEAR AR BHONN TRÁCHTÁLA - DÉAN CINNTE GO GCEANNAÍONN TÚ CEANN NACH BHFUIL. IS FÉIDIR DUILLEOGA AOIL KAFFIR A FHÁIL ÚR, REOITE AGUS TRIOMAITHE I BHFORMHÓR MARGAÍ NA HÁISE. MURA BHFUIL TÚ IN ANN IAD A FHÁIL, CUIR 1½ TAESPÚNÓG DE CHRAICEANN AOIL MÍNGHRÁTÁILTE IN IONAD NA NDUILLEOG SAN OIDEAS SEO.

2 phíosa lemongrass, mionghearrtha

2 spúnóg bhoird ola cnó cóco neamhscagtha

½ cupán oinniúin slisnithe go tanaí

3 clóibh mhóra gairleog, slisnithe go tanaí

8 cupán brat cnámh sicín (féach Oideas) nó brat sicín gan salann

¼ cupán gan aon ghreamú tamarind siúcra curtha leis (cosúil le branda Tamicon)

2 spúnóg bhoird nori calóga

3 chilies Téalainnis úr, slisnithe go tanaí le síolta slán (féach leid)

3 duilleoga aoil kaffir

Píosa 1 3-orlach de ginger, slisnithe go tanaí

4 6-unsa leatha chíche cearc gan chraiceann, gan chnámh

1 14.5-unsa trátaí dísle rósta tine gan breis-salann, neamhdhraenáilte

6 unsa sleá asparagus tanaí, bearrtha agus gearrtha go tanaí go trasnánach i bpíosaí ½-orlach

½ cupán duilleoga basil Téalainnis pacáilte (féach faoi deara)

1. Ag baint úsáide as cúl scian le brú daingean, crush na gais lemongrass. gearrtha go mín gais briste.

2. In oigheann Ollainnis, teas an ola cnó cócó thar teas meánach. Cuir lemongrass agus úlla; cócaireacht ar feadh 8 go 10 nóiméad, corraigh go minic. Cuir gairleog; cócaireacht agus corraigh ar feadh 2 go 3 nóiméad nó go dtí an-fragrant.

3. Cuir brat cnámh sicín, taosrán tamarind, calóga nori, cillí, duilleoga aoil agus sinséar leis. Beir chun boil; Laghdaigh teas. Clúdaigh agus suanbhruith ar feadh 40 nóiméad.

4. Idir an dá linn, reoite sicín ar feadh 20 go 30 nóiméad nó go dtí go daingean. sicín tanaí slisnithe.

5. Strain anraith trí chriathar mogaill mhín isteach i sáspan mór, ag brú le cúl spúnóg mhór chun blasanna a bhaint astu. Bain solaid. Beir anraith chun boil. Cuir sicín, trátaí neamhdhraenáilte, asparagus agus basil leis. teas a laghdú; suanbhruith, nochta, ar feadh 2 go 3 nóiméad nó go dtí go bhfuil sicín bruite tríd. Freastal láithreach.

SICÍN RÓSTA LÍOMÓIDE AGUS SAOI LE ENDIVE

ULLMHAIGH: 15 nóiméad Rósta: 55 nóiméad Seas: 5 nóiméad Déan: 4 riar

NA SLISNÍ LÍOMÓIDE AGUS DUILLEOG SAOIA CHUIRTEAR FAOI CHRAICEANN AN TSICÍN BLAS AN FHEOIL AGUS Í AG CÓCAIREACHT-AGUS DÉAN DEARADH TARRAINGTEACH FAOIN GCRAICEANN CRISPY, TEIMHNEACH TAR ÉIS DÓ TEACHT AMACH AS AN OIGHEANN.

- 4 leath cnámh i gcíche sicín (le craiceann)
- 1 líomóid, slisnithe go han-tanaí
- 4 duilleoga móra saoi
- 2 taespúnóg ola olóige
- 2 teaspoon spíosra Meánmhara (féach Oideas)
- ½ teaspoon piobar dubh
- 2 spúnóg bhoird d'ola olóige maighdean breise
- 2 sailéid, slisnithe
- 2 clóibh gairleog, mionghearrtha
- 4 cinn de endive, leath ar fhad

1. Déan an oigheann a théamh go 400°F. Ag baint úsáide as scian paring, scaoil go han-chúramach an craiceann ó gach leath chíche, é a fhágáil ceangailte ar thaobh amháin. Cuir 2 shlisne líomóide agus 1 duilleog saoi ar fheoil gach cíche. Tarraing an craiceann ar ais ina áit go réidh agus brúigh go réidh chun é a dhaingniú.

2. Socraigh sicín i bpanna rósta éadomhain. Scuab sicín le 2 taespúnóg ola olóige; Sprinkle le blastán Meánmhara agus ¼ teaspoon piobar. Rósta, nochta, thart ar 55 nóiméad nó go dtí go bhfuil an craiceann donn agus briosc agus

teirmiméadar a léitear ar an toirt a chuirtear isteach i gclár na sicíní ag 170°F. Lig don sicín scíth a ligean ar feadh 10 nóiméad roimh ag freastal.

3. Idir an dá linn, i bhfriochtán mór, teas 2 spúnóg bhoird d'ola olóige thar teas meánach. Cuir sailéid; cócaireacht thart ar 2 nóiméad nó go dtí tréshoilseach. Sprinkle an endive leis an ¼ teaspoon piobar atá fágtha. Cuir gairleog leis an bpanna. Cuir an endive sa friochtán, gearrtha taobh síos. Cook thart ar 5 nóiméad nó go dtí go browned. Go cúramach cas endive thar; cócaireacht ar feadh 2 go 3 nóiméad níos mó nó go dtí go bog. Freastal le sicín.

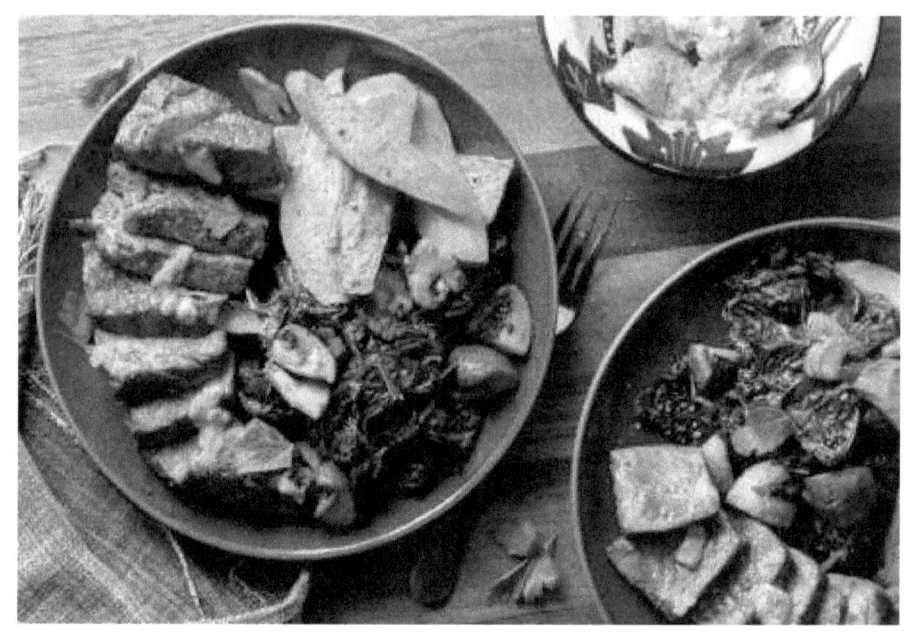

SICÍN LE OINNIÚIN, BIOTÁILLE UISCE AGUS RAIDIS

ULLMHAIGH:20 nóiméad Cócaire: 8 nóiméad Bácáil: 30 nóiméad Déan: 4 riar

CÉ GO MB'FHÉIDIR GUR AISTEACH AN RUD É RAIDISÍ A CHÓCARÁIL,IS AR ÉIGEAN GO BHFUIL SIAD BRUITE ANSEO - DÍREACH GO LEOR CHUN A GCUID GREIM PIOBAIR A MHEÁ AGUS IAD A MHAOLÚ BEAGÁN.

3 spúnóg bhoird de ola olóige
4 10- go 12-unsa cnámh-i leatha chíche cearc (le craiceann)
1 spúnóg bhoird líomóid-luibh (féachOideas)
¾ cupán oinniúin slisnithe
6 raidisí, slisnithe go tanaí
¼ teaspoon piobar dubh
½ cupán vermouth bán tirim nó fíon bán tirim
⅓ cupán uachtar caisiú (féachOideas)
Eascraíonn 1 biorán uisce, gearrtha, gearrtha go garbh
1 spúnóg bhoird dill úr mionghearrtha

1. Déan an oigheann a théamh go 350°F. I bhfriochtán mór, teas an ola olóige thar teas meánach. Pat an sicín tirim le tuáille páipéir. Cook sicín, taobhanna craiceann síos, ar feadh 4 go 5 nóiméad nó go dtí go bhfuil an craiceann órga agus crispy. Cas sicín thar; cócaireacht thart ar 4 nóiméad nó go dtí go browned. Socraigh sicín, taobhanna craiceann suas, i mias bácála éadomhain. Sprinkle sicín le líomóid-luibh seasoning. Bácáil ar feadh thart ar 30 nóiméad nó go dtí go mbeidh teirmiméadar a léitear ar an toirt a chuirtear isteach sa chlár sicín ag 170°F.

2. Idir an dá linn, doirt gach sileadh ó skillet seachas 1 spúnóg bhoird; Fill an sáspan chuig an teas. Cuir cúcamar agus raidis; cócaireacht ar feadh thart ar 3 nóiméad nó díreach go dtí go imíonn an anlann. Sprinkle le piobar. Cuir vermouth, corraigh a scrape suas píosaí donn. Beir chun boil; cócaireacht go dtí go laghdaithe agus beagán tiubhaithe. Corraigh in uachtar caisiú; thabhairt chun boil Bain an uile as an teas; Cuir bior uisce agus dill leis, corraigh go réidh go dtí go mbeidh bior an uisce imithe. Corraigh isteach aon súnna sicín atá bailithe sa mhias bácála.

3. Roinn an meascán gairleog idir ceithre phláta riar; barr le sicín.

SICÍN TIKKA MASALA

ULLMHAIGH: 30 nóiméad Marinate: 4 go 6 huaire Cócaire: 15 nóiméad Arán: 8 nóiméad Déan: 4 riar

BHÍ SÉ SEO SPREAGTHA AG MIAS INDIACH AN-TÓIRB'FHÉIDIR NÁR CRUTHAÍODH SAN INDIA AR CHOR AR BITH, ACH I MBIALANN INDIACH SA BHREATAIN MHÓR. IARRANN TIKKA MASALA SICÍN TRAIDISIÚNTA GO MARINATED AN SICÍN I IÓGART AGUS ANSIN BRUITE IN ANLANN TRÁTAÍ SPICY DRIZZLED LE UACHTAR. GAN DÉIRÍOCHTA, RUD A MHAOLAÍONN BLAS AN ANLANN, IS BLAISEADH GO HÁIRITHE GLAN É AN LEAGAN SEO. IN IONAD RÍSE, DÉANTAR É A SHEIRBHEÁIL THAR NÚDAIL CRISPY ZUCCHINI.

1½ punt gan chraiceann, pluide sicín gan cnámh nó leath chíche sicín

¾ cupán bainne cnó cócó nádúrtha (cosúil le Nature's Way)

6 clóibh gairleog, mionghearrtha

1 spúnóg bhoird de sinséar úr grátáilte

1 teaspoon lus an choire talún

1 teaspoon paprika

1 teaspoon cumin talún

¼ teaspoon cardamom talún

4 spúnóg bhoird d'ola cnó cócó scagtha

1 cupán cairéid mionghearrtha

1 soilire tanaí slisnithe

½ cupán oinniún mionghearrtha

2 chilies jalapeño nó serrano, síolaithe (más mian leo) agus mionghearrtha (féach<u>leid</u>)

1 14.5-unsa trátaí dísle rósta tine gan breis-salann, neamhdhraenáilte

1 8-unsa anlann trátaí gan salann

1 teaspoon garam masala gan salann

3 zucchini meánmhéide

½ teaspoon piobar dubh

Duilleoga cilantro úra

1. Má úsáideann tú pluide sicín, gearr gach pluide ina thrí phíosa. Má úsáideann tú leatha cíche sicín, gearr gach cíoch ina dhá leath i bpíosaí 2 orlach, ag gearradh aon chodanna tiubh ina dhá leath go cothrománach chun iad a dhéanamh níos tanaí. Cuir an sicín i mála plaisteach mór in-indíolta; chur ar leataobh. Le haghaidh marinade, cuir ½ cupán bainne cnó cócó, gairleog, ginger, lus an choire, paprika, cumin agus cardamom le chéile i mbabhla beag. Doirt marinade thar sicín agus mála. Dún an mála agus cas chun an sicín a chóta. Cuir mála i mbabhla meánach; marinate i refrigerator ar feadh 4 go 6 uair an chloig, ag casadh an mála ó am go chéile.

2. Preheat broiler. I bpanna mór friochta, teas 2 spúnóg bhoird d'ola cnó cócó thar teas meánach. Cuir cairéid, soilire agus oinniún; cócaireacht ar feadh 6 go 8 nóiméad nó go dtí go bhfuil na glasraí tairisceana, corraigh ó am go chéile. Cuir jalapeños leis; cócaireacht agus corraigh ar feadh 1 nóiméad eile. Cuir na trátaí neamhdhraenáilte leis an anlann trátaí. Beir chun boil; Laghdaigh teas. Suanbhruith, nochta, thart ar 5 nóiméad nó go dtí go thickens anlann beagán.

3. Cuir an sicín síos, caith an marinade. Socraigh píosaí sicín i sraith amháin ar an raca neamhthéite i bpanna broiler. Broil 5 go 6 orlach ón teas ar feadh 8 go 10 nóiméad nó go dtí go bhfuil an sicín a thuilleadh bándearg, ag casadh uair amháin leath bealaigh tríd an broiling. Cuir na píosaí sicín bruite agus an ¼ cupán bainne cnó cócó atá fágtha leis an meascán trátaí sa scilet. Cook ar feadh 1 go 2 nóiméad nó go dtí go téite tríd. Bain as teas; corraigh i garam masala.

4. Baile Átha Troim deireadh zucchini. Ag baint úsáide as gearrthóir julienne, gearrtha na zucchini i stiallacha fada tanaí. I bhfriochtán mór breise, teas an 2 spúnóg bhoird d'ola cnó cócó atá fágtha thar teas meánach. Cuir stiallacha zucchini agus piobar dubh leis. Cook agus corraigh ar feadh 2 go 3 nóiméad nó go dtí go bhfuil zucchini briosc-tairisceana.

5. Le riar, roinn na zucchini idir ceithre phláta riar. Barr le meascán sicín. Garnish le duilleoga cilantro.

THIGHS SICÍN RAS EL HANOUT

ULLMHAIGH:20 nóiméad Cócaire: 40 nóiméad Déan: 4 riar

IS CASTA É RAS EL HANOUTAGUS MEASCÁN SPÍOSRAÍ COIMHTHÍOCHA MORROCAN. CIALLAÍONN AN FRÁSA "CEANN AN TSIOPA" I ARAIBIS, RUD A THUGANN LE TUISCINT GUR MEASCÁN UATHÚIL É DE NA SPÍOSRAÍ IS FEARR ATÁ AG AN DÍOLTÓIR SPÍOSRAÍ A THAIRISCINT. NÍL AON OIDEAS SEASTA ANN DO RAS EL HANOUT, ACH IS MINIC A BHÍONN MEASCÁN DE GINGER, AINÍSE, CAINÉAL, NUTMEG, LUS AN PHIOBAIR, CLÓIBH, CARDAMOM, BLÁTHANNA TRIOMAITHE (COSÚIL LE LAVENDER AGUS RÓS), NIGELLA, MACE, GALANGAL AGUS TURMERIC.

- 1 tablespoon cumin talún
- 2 taespúnóg ginger talamh
- 1½ taespúnóg piobar dubh
- 1½ taespúnóg cainéal meilte
- 1 teaspoon lus an choire talún
- 1 teaspoon piobar cayenne
- 1 teaspoon piobar talamh
- ½ teaspoon clóibh talún
- ¼ teaspoon nutmeg talún
- 1 teaspoon snáithe cróch (roghnach)
- 4 spúnóg bhoird ola cnó cócó neamhscagtha
- 8 cnámh-i thighs sicín
- 1 8-unsa pacáiste beacáin úra, slisnithe
- 1 cupán oinniún mionghearrtha
- 1 cupán piobar clog dearg, buí nó glas mionghearrtha (1 mór)
- 4 trátaí Roma, bearrtha, síolaithe agus mionghearrtha
- 4 clóibh gairleog, mionghearrtha
- 2 cannaí 13.5-unsa bainne cnó cócó nádúrtha (cosúil le Nature's Way)
- 3 go 4 spúnóg bhoird de sú líomóide úr
- ¼ cupán cilantro úr mionghearrtha

1. Maidir leis an Ras el Hanout, i moirtéal meánach nó i mbabhla beag le chéile an cumin, ginger, piobar dubh, cainéal, lus an choire, piobar cayenne, allspice, clóibh, nutmeg, agus, más mian leat, ach oiread. Meilt le pestle nó corraigh le spúnóg a mheascadh go maith. Cuir ar leataobh.

2. I bhfriochtán mór breise, teas 2 spúnóg bhoird d'ola cnó cócó thar teas meánach. Sprinkle na cosa sicín le 1 spúnóg bhoird de Ras el Hanout. Tá sicín ar an damhán alla; cócaireacht ar feadh 5 go 6 nóiméad nó go dtí go browned, casadh uair amháin leath bealaigh tríd an chócaireacht. Bain an sicín as an uile; choimeád te

3. Sa friochtán céanna, teas na 2 spúnóg bhoird d'ola cnó cócó atá fágtha thar teas meánach. Cuir beacáin, oinniún, piobar milis, trátaí agus gairleog leis. Cook agus corraigh ar feadh thart ar 5 nóiméad nó go dtí go bhfuil na glasraí bog. Corraigh i mbainne cnó cócó, sú líomóide agus 1 spúnóg bhoird de Ras el Hanout. Fill an sicín chuig an bpanna. Beir chun boil; Laghdaigh teas. Suanbhruith, clúdaithe, thart ar 30 nóiméad nó go dtí go bhfuil sicín bog (175 °F).

4. Freastal sicín, glasraí agus anlann i mbabhlaí. Garnish le cilantro.

Nóta: Stóráil Ras el Hanout atá fágtha i gcoimeádán clúdaithe ar feadh suas le mí amháin.

STAR FRUIT ADOBO SICÍN PLÚIR THAR SPIONÁISTE BRAISED

ULLMHAIGH: 40 nóiméad marinate: 4 go 8 uair an chloig Cócaireacht: 45 nóiméad Déan: 4 riar

MÁS GÁ, PAT AN SICÍN TIRIMLE TUÁILLE PÁIPÉIR TAR ÉIS DÓ TEACHT AMACH AS AN MARINADE, SULA DONNANN SÉ SA FRIOCHTÁN. SITFIDH AON LEACHT A FHÁGTAR AR AN BHFEOIL SAN OLA THE.

8 cnámh-i thighs sicín (1½ go 2 punt), craiceann ar
¾ cupán fínéagar bán nó leann úll
¾ cupán sú oráiste úr
½ cupán uisce
¼ cupán oinniún mionghearrtha
¼ cupán cilantro úr mionghearrtha
4 clóibh gairleog, mionghearrtha
½ teaspoon piobar dubh
1 spúnóg bhoird ola olóige
1 torthaí réalta (carambola), slisnithe
1 cupán brat cnámh sicín (féach<u>Oideas</u>) nó brat sicín gan salann
2 9-unsa pacáistí duilleoga spionáiste úr
Duilleoga cilantro úra (roghnach)

1. Cuir sicín in oigheann Ollainnis cruach dhosmálta nó cruan; chur ar leataobh. I mbabhla meánach, cuir le chéile fínéagar, sú oráiste, uisce, oinniún, ¼ cupán cilantro mionghearrtha, gairleog, agus piobar; Doirt thar sicín. Clúdaigh agus marinate i refrigerator ar feadh 4 go 8 uair an chloig.

2. Tabhair an meascán sicín chun boil in oigheann Ollainnis thar teas meánach; Laghdaigh teas. Clúdaigh agus

suanbhruith ar feadh 35 go 40 nóiméad nó go dtí go bhfuil sicín a thuilleadh bándearg (175°F).

3. I skillet seach-mhór, teas an ola thar teas meánach ard. Le tlúnna bain sicín as oigheann na hÍsiltíre, croith go réidh é ionas go dtiteann an leacht cócaireachta as; Leacht cócaireachta cúltaca. Donn an sicín ar gach taobh, ag casadh go minic le haghaidh fiú donnú.

4. Idir an dá linn, le haghaidh an anlann, brú an leacht cócaireachta; filleadh ar oigheann Ollainnis. Beir chun boil. Cook thart ar 4 nóiméad a laghdú agus thicken beagán; cuir torthaí réalta; cócaireacht ar feadh 1 nóiméad níos mó. Fill an sicín agus anlann chuig an oigheann Ollainnis. Bain as teas; clúdach a choinneáil te.

5. Bain amach an pan. Doirt brat cnámh sicín isteach san uile. A thabhairt chun boil thar teas meánach; Corraigh i spionáiste. teas a laghdú; suanbhruith ar feadh 1 go 2 nóiméad nó go dtí go bhfuil an spionáiste díreach wilted, corraigh i gcónaí. Ag baint úsáide as spúnóg sliotán, aistrigh an spionáiste go pláta riartha. Barr le sicín agus anlann. Más mian leat, sprinkle le duilleoga cilantro.

TACOS CABÁISTE SICÍN POBLANO LE CHIPOTLE MHAIGH EO

ULLMHAIGH: Bhácáil 25 nóiméad: 40 nóiméad Déan: 4 riar

FREASTAL AR NA TACOS MESSY-ACH-DELICIOUS SEOLE FORC CHUN CUID DEN LÍONADH A THITEANN AMACH AS AN DUILLEOG CABÁISTE A FHÁIL NUAIR A ITHEANN TÚ É.

1 spúnóg bhoird ola olóige
2 chiles poblano, síolaithe (más inmhianaithe) agus mionghearrtha (féach<u>leid</u>)
½ cupán oinniún mionghearrtha
3 clóibh gairleog, mionghearrtha
1 spúnóg bhoird púdar chili saor ó salann
2 teaspoon cumin talún
½ teaspoon piobar dubh
1 8-unsa anlann trátaí gan salann
¾ cupán brat sicín (féach<u>Oideas</u>) nó brat sicín gan salann
1 teaspoon oregano Mheicsiceo triomaithe, brúite
1 go 1½ punt gan chraiceann, pluide sicín gan chnámh
10 go 12 duilleoga cabáiste meánach go mór
Chipotle Paleo Mhaigh Eo (féach<u>Oideas</u>)

1. Déan an oigheann a théamh go 350°F. I friochtán mór oigheanndhíonach teas an ola thar mheánteas. Cuir poblano chili, oinniún agus gairleog leis; cócaireacht agus corraigh ar feadh 2 nóiméad. Corraigh i púdar chili, cumin, agus piobar dubh; cócaireacht agus corraigh ar feadh 1 nóiméad níos mó (más gá, teas a laghdú chun spíosraí a chosc ó dhó).

2. Cuir anlann trátaí, brat cnámh sicín agus oregano leis an anlann. Beir chun boil. Fill go cúramach ar an stoc sicín isteach sa mheascán trátaí. Clúdaigh an uile le clúdach.

Bácáil thart ar 40 nóiméad nó go dtí go bhfuil sicín bog (175°F), ag casadh sicín uair amháin leath bealaigh tríd.

3. Bain an sicín as an uile; beagán fionnuar. Ag baint úsáide as dhá fhorc, gearr an sicín ina phíosaí. Corraigh an meascán sicín agus trátaí i scilet.

4. Chun freastal, spúnóg meascán sicín isteach i duilleoga cabáiste; barr le chipotle paleo mayo.

STOBHACH SICÍN LE CAIRÉID LEANBH AGUS BOK CHOY

ULLMHAIGH: 15 nóiméad Cócaire: 24 nóiméad Seas: 2 nóiméad Déan: 4 riar

TÁ LEANBH BOK CHOY AN-ÍOGAIR AGUS IS FÉIDIR IAD A CHÓCARÁIL GO TAPA. CHUN É A CHOINNEÁIL CRISP AGUS BLAISEADH ÚR - GAN MILLTE AGUS SOGGY - DÉAN CINNTE GO BHFUIL SÉ STEAMED SA PHOTA TE CLÚDAITHE (ÓN TEAS) AR FEADH 2 NÓIMÉAD AR A MHÉAD ROIMH AN STEW A SHEIRBHEÁIL.

- 2 spúnóg bhoird de ola olóige
- 1 leek, slisnithe (bán agus páirteanna glas éadrom)
- 4 cupán brat cnámh sicín (féach Oideas) nó brat sicín gan salann
- 1 cupán fíon bán tirim
- 1 spúnóg bhoird mustaird Dijon (féach Oideas)
- ½ teaspoon piobar dubh
- 1 sprig de thyme úr
- 1¼ punt pluide sicín gan chraiceann, gan chnámh, gearrtha i bpíosaí 1-orlach
- 8 unsa cairéid leanbh le bairr, scafa, gearrtha i leath ar a fhad, nó 2 cairéad mheánmhéide, gearrtha laofach
- 2 teaspoon craiceann líomóide grátáilte go mín (íoctha)
- 1 spúnóg bhoird sú líomóide úr
- 2 cloigeann baby bok choy
- ½ teaspoon thyme úr mionghearrtha

1. I sáspan mór, teas 1 spúnóg bhoird ola olóige os cionn teas meánach. Cook cainneanna in ola te ar feadh 3 go 4 nóiméad nó go dtí go wilted. Cuir brat sicín, fíon, mustaird stíl Dijon, ¼ teaspoon piobar, agus sprig thyme. Beir chun boil; Laghdaigh teas. Cook ar feadh 10 go 12 nóiméad nó

go dtí go laghdaítear an leacht thart ar aon trian. Bain sprig thyme.

2. Idir an dá linn, in oigheann Ollainnis, teas an 1 spúnóg bhoird ola olóige atá fágtha thar teas meánach. Sprinkle sicín le fágtha ¼ teaspoon piobar. Cook in ola te ar feadh thart ar 3 nóiméad nó go dtí go browned, corraigh uaireanta. Draenáil saille más gá. Doirt go cúramach an meascán brat laghdaithe isteach sa phota, ag scríobadh suas aon ghiotán donn; cuir cairéid. Beir chun boil; Laghdaigh teas. Suanbhruith, nochta, ar feadh 8 go 10 nóiméad nó díreach go dtí go bhfuil na cairéid tairisceana. Corraigh i sú líomóide. Gearr bok choy ina leath ar fhad. (Má tá na cinn bok choy mór, gearrtha ina cheathrúna.) Cuir an choy bok ar bharr an tsicín sa phota. Clúdaigh agus bain as teas; Lig seasamh ar feadh 2 nóiméad.

3. spúnóg stew isteach i mbabhlaí domhain. Sprinkle le zest líomóide agus thyme mionghearrtha.

SICÍN CAISIÚ-ORÁISTE AGUS PIOBAR MILIS CORR-FHRIOCHTA I BPRAPAÍ LEITÍS

TÚS GO DEIREADH: 45 nóiméad Déanann: 4 go 6 riar

GHEOBHAIDH TÚ DHÁ CHINEÁL DEOLA CNÓ CÓCÓ AR NA SEILFEANNA - SCAGTHA AGUS BREISE MAIGHDEAN, NÓ NEAMHSCAGTHA. MAR A THUGANN AN T-AINM LE TUISCINT, TÁ OLA CNÓ CÓCÓ MAIGHDEAN BREISE ÓN GCÉAD PHREAS DEN CHOILÍN ÚR, AMH. IS É AN ROGHA IS FEARR I GCÓNAÍ NUAIR A BHÍONN TÚ AG CÓCAIREACHT THAR THEAS MEÁNACH NÓ MEÁNACH. TÁ POINTE DEATAIGH NÍOS AIRDE AG OLA CNÓ CÓCÓ SCAGTHA, MAR SIN BAIN ÚSÁID AS É ACH AMHÁIN NUAIR A BHÍONN TÚ AG CÓCAIREACHT THAR TEAS ARD.

- 1 spúnóg bhoird ola cnó cócó scagtha
- 1½ go £ 2 gan chraiceann, pluide sicín boneless, gearrtha i stiallacha tanaí bitemhéid
- 3 phiobair mhilse dearga, oráiste agus/nó bhuí, gasta, síolaithe agus slisnithe go tanaí i stiallacha greimíní
- 1 oinniún dearg, leath ar fad agus slisnithe go tanaí
- 1 teaspoon craiceann oráiste grátáilte go mín (bí cúramach)
- ½ cupán sú oráiste úr
- 1 tablespoon ginger úr mionghearrtha
- 3 clóibh gairleog, mionghearrtha
- 1 cupán caisiú amh neamhshaillte, rósta agus mionghearrtha go garbh (féach leid)
- ½ cupán oinniúin glasa mionghearrtha (4)
- 8 go 10 im nó duilleoga leitís cnoic oighir

1. I wok nó friochtán mór, teas an ola cnó cócó os cionn teas ard. cuir sicín; cócaireacht agus corraigh ar feadh 2 nóiméad. Cuir paprika agus oinniún; cócaráil agus

corraigh ar feadh 2 go 3 nóiméad nó go dtí go dtosaíonn na glasraí ag maolú. Bain an sicín agus glasraí as an wok; choimeád te

2. Wipe wok le tuáille páipéir. Cuir an sú oráiste leis an wok. Cook ar feadh thart ar 3 nóiméad nó go dtí go boils an sú agus laghdaíonn sé beagán. Cuir ginger agus gairleog leis. Cook agus corraigh ar feadh 1 nóiméad. Fill an meascán sicín agus piobar chuig an wok. Corraigh isteach an craiceann oráiste, caisiú agus anlann. Freastal stir-fry ar duilleoga leitís.

SICÍN LEMONGRASS CNÓ CÓCÓ VÍTNEAM

TÚS GO DEIREADH: 30 nóiméad Déanann: 4 riar

AN CURAÍ CNÓ CÓCÓ TAPAIDH SEOA BHEITH AR AN MBORD LAISTIGH DE 30 NÓIMÉAD ÓN AM A THOSAÍONN TÚ AG MIONGHEARRADH, RUD A FHÁGANN GUR BÉILE IONTACH É LE HAGHAIDH OÍCHE GHNÓTHACH.

- 1 spúnóg bhoird ola cnó cócó neamhscagtha
- 4 gas lemongrass (páirteanna pale amháin)
- 1 bhlaosc uibheacha pacáiste 3.2-iarann, mionghearrtha
- 1 oinniún mór, slisnithe go tanaí, fáinní faoi leath
- 1 jalapeño úr, síolaithe agus mionghearrtha (féach_leid_)
- 2 spúnóg bhoird ginger úr mionghearrtha
- 3 clóibh gairleog, mionghearrtha
- 1½ punt pluide sicín gan chraiceann, gan chnámha, slisnithe go tanaí agus gearrtha i bpíosaí méide greim
- ½ cupán bainne cnó cócó nádúrtha (cosúil le Nature's Way)
- ½ cupán brat sicín (féach_Oideas_) nó brat sicín gan salann
- 1 spúnóg bhoird de phúdar curaí dearg gan salann
- ½ teaspoon piobar dubh
- ½ cupán duilleoga basil úr mionghearrtha
- 2 spúnóg bhoird de sú líomóide úr
- Cnó cócó mionghearrtha neamh-mhilsithe (roghnach)

1. I skillet seach-mhór, teas ola cnó cócó thar teas meánach. Cuir lemongrass; cócaireacht agus corraigh ar feadh 1 nóiméad. Cuir beacáin, oinniún, jalapeño, ginger agus gairleog leis; cócaireacht agus corraigh ar feadh 2 nóiméad nó go dtí go bhfuil an oinniún bog. cuir sicín; cócaireacht thart ar 3 nóiméad nó go dtí go bhfuil an sicín bruite.

2. I mbabhla beag, le chéile bainne cnó cócó, brat cnámh sicín, púdar curaí, agus piobar dubh. Cuir meascán sicín le skillet; Cook ar feadh 1 nóiméad nó go dtí go bhfuil an leacht beagán tiubhaithe. Bain as teas; corraigh i basil úr agus sú líomóide. Más mian leat, sprinkle codanna le cnó cócó.

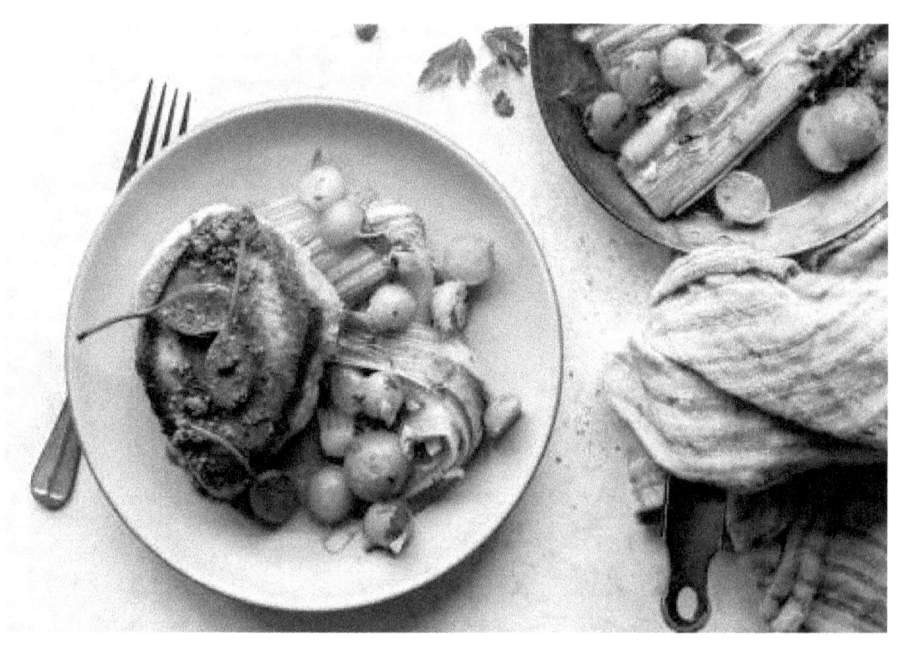

SICÍN GRILLED AGUS SAILÉAD ÚLL ESCAROLE

ULLMHAIGH:30 nóiméad Grill: 12 nóiméad Déan: 4 riar

MÁS MAITH LEAT ÚLL NÍOS MILSE,DUL LE HONEYCRISP. MÁS MAITH LEAT ÚLL TOIRTÍN, BAIN ÚSÁID AS GRANNY SMITH - NÓ, CHUN COTHROMAÍOCHT A FHÁIL, BAIN TRIAIL AS MEASCÁN DEN DÁ CHINEÁL.

3 úll crisp mheala nó Granny Smith
4 taespúnóg ola olóige maighdean breise
½ cupán sailéid mionghearrtha
2 spúnóg bhoird peirsil úr mionghearrtha
1 spúnóg bhoird de éanlaith chlóis
3 go 4 cloigeann escarole, ceathrúna
1 punt talamh sicín nó turcaí chíche
⅓ cupán cnónna coill rósta mionghearrtha*
⅓ cupán Vinaigrette Fraincis clasaiceach (féachOideas)

1. úlla leath agus croí. Peel agus gearrtha go mín 1 de na húlla. I bpanna friochta meánach, teas 1 teaspoon ola olóige thar teas meánach. Cuir úll mionghearrtha agus sailéid leis; cócaireacht go dtí go bog. Corraigh i peirsil agus blastán éanlaith chlóis. Lig fionnuar.

2. Idir an dá linn, croí na 2 úll atá fágtha agus gearr iad ina dingeacha. Scuab taobhanna gearrtha na ndingeacha úll agus an escarole leis an ola olóige atá fágtha. I mbabhla mór, cuir an sicín agus an meascán úll fuaraithe le chéile. Roinn in ocht gcuid; Foirm gach cuid ina phaitín 2 orlach-trastomhas.

3. Le haghaidh grill gualaigh nó gáis, cuir cosa sicín agus dingeacha úll ar raca grill díreach os cionn teas meánach. Clúdaigh agus grill ar feadh 10 nóiméad, ag casadh uair amháin leath bealaigh tríd an grilling. Cuir escarole, gearrtha taobhanna síos. Clúdaigh agus grill ar feadh 2 go 4 nóiméad nó go dtí go bhfuil an escarole charred beagán, tá na húlla tairisceana, agus na patties sicín déanta (165 ° F).

4. Gearr an escarole go mín. Roinn an escarole idir ceithre phláta riar. Barr le patties sicín, slisní úll agus cnónna coill. Ceobhrán le vinaigrette clasaiceach na Fraince.

*Leid: Chun cnónna coill a thósta, réamhthéigh an t-oigheann go 350°F. Scaip na cnónna i sraith amháin i tráidire bácála éadomhain. Bácáil ar feadh 8 go 10 nóiméad nó go dtí go bhfuil tósta éadrom, corraigh uair amháin le haghaidh fiú toasting. Cnónna fionnuar go héasca. Cuir na cnónna te ar tuáille cistine glan; rub leis an tuáille a bhaint as an craiceann scaoilte.

ANRAITH SICÍN TUSCAN LE RIBÍNÍ KALE

ULLMHAIGH:15 nóiméad Cócaire: 20 nóiméad Déanann: 4 go 6 riar

SPÚNÓG PESTO- CUIREANN DO ROGHA BASIL NÓ ARUGULA BLAS IONTACH AR AN ANRAITH BLASTA SEO A BHFUIL BLASTÁN ÉANLAITH CHLÓIS SAOR Ó SHALANN ANN. CHUN NA BANNAÍ CÁL A CHOINNEÁIL GEAL GLAS AGUS CHOMH LÁN LE COTHAITHIGH AGUS IS FÉIDIR, CÓCAIGH IAD GO DTÍ GO DTEASTAÍONN UAIT.

1 sicín talamh punt

2 spúnóg bhoird éanlaithe clóis gan salann breise

1 teaspoon craiceann líomóide grátáilte go mín

1 spúnóg bhoird ola olóige

1 cupán oinniún mionghearrtha

½ cupán cairéid mionghearrtha

1 cupán soilire mionghearrtha

4 clóibh gairleog, mionghearrtha

4 cupán brat cnámh sicín (féachOideas) nó brat sicín gan salann

1 14.5-unsa trátaí tine-rósta gan breis-salann, neamhdhraenáilte

1 bunch lacinato (Tuscan) kale, Eascraíonn bhaint astu, gearrtha i ribíní

2 spúnóg bhoird sú líomóide úr

1 teaspoon thyme úr mionghearrtha

Basil nó pesto arugula (féachOidis)

1. I mbabhla meánach, cuir sicín meilte, blastán éanlaithe clóis, agus zest líomóide le chéile. Measc go maith.

2. In oigheann Ollainnis, teas an ola olóige thar teas meánach. Cuir meascán sicín, oinniún, cairéid agus soilire; cócaireacht ar feadh 5 go 8 nóiméad nó go dtí go sicín a thuilleadh bándearg, stirring le spúnóg adhmaid a

bhriseadh suas slices feola agus gairleog chun cócaireacht an 1 nóiméad deireanach. Cuir brat sicín agus trátaí. Beir chun boil; Laghdaigh teas. Clúdaigh agus suanbhruith ar feadh 15 nóiméad. Cuir cál, sú líomóide agus thyme leis. Suanbhruith, nochta, thart ar 5 nóiméad nó go dtí go bhfuil an cál díreach wilted.

3. Le riar, cuir an t-anraith isteach i mbabhlaí riartha agus cuir basil nó arugula pesto air.

LIATHRÓID SICÍN

ULLMHAIGH: 15 nóiméad   Cócaire: 8 nóiméad   Cool: 20 nóiméad   Déan: 4 riar

AN LEAGAN SEO DEN MHIAS TÓIR TÉALAINNISTÁ SICÍN AGUS GLASRAÍ TALÚN AN-SÉASÚRACH A SHEIRBHEÁILTEAR I DUILLEOGA SAILÉAD THAR A BHEITH ÉADROM AGUS BLASTA - GAN SIÚCRA, SALANN AGUS ANLANN ÉISC A CHUR LEIS (A BHFUIL AN-ARD I SÓIDIAM), ATÁ MAR CHUID DEN LIOSTA COMHÁBHAR GO TRAIDISIÚNTA. LE GAIRLEOG, CHILI TÉALAINNIS, LEMONGRASS, CRAICEANN AOIL, SÚ AOIL, MINT AGUS LUS AN CHOIRE, NÍ CHAILLEANN TÚ IAD.

1 spúnóg bhoird ola cnó cócó scagtha

2 phunt sicín meilte (95% cíche caol nó meilte)

8 unsa beacáin cnaipe, gearrtha go mín

1 cupán oinniún dearg mionghearrtha

1 go 2 chilies Téalainnis, síolaithe agus gearrtha go mín (féach leid)

2 spúnóg gairleog mhionaithe

2 spúnóg líomóide gearrtha go mín*

¼ teaspoon clóibh talún

¼ teaspoon piobar dubh

1 spúnóg bhoird de chraiceann aoil atá grátáilte go mín

½ cupán sú líomóide úr

⅓ cupán duilleoga mint úr pacáilte go docht, mionghearrtha

⅓ cupán cilantro úr pacáilte go docht, mionghearrtha

1 ceann de leitís iceberg, scartha i duilleoga

1. I sciléad mór breise teas an ola cnó cócó thar teas meánach. Cuir sicín meilte, beacáin, oinniún, chili(s), gairleog, líomóidgrass, clóibh agus piobar dubh leis. Cook ar feadh 8 go 10 nóiméad nó go dtí go mbeidh an sicín bruite, corraigh le spúnóg adhmaid chun an fheoil a bhriseadh suas agus í ag cócaireacht. Taosc más gá. Aistrigh an

meascán sicín chuig babhla mór breise. Lig fionnuar ar feadh thart ar 20 nóiméad nó go dtí go beagán níos teo ná teocht an tseomra, corraigh ó am go chéile.

2. Corraigh zest aoil, sú líomóide, mint agus lus an choire isteach sa mheascán sicín. Freastal i duilleoga sailéad.

* Leid: Chun an féar líomóide a ullmhú, beidh scian géar uait. Gearr an gas adhmadach ó dheireadh an gas agus na lanna glasa diana ag barr an phlanda. Bain an dá shraith chrua seachtrach. Ba chóir go mbeadh píosa liomaígras agat atá thart ar 6 orlach déag ar fad agus bán buí-bhán. Gearr an stiall ina dhá leath go cothrománach, ansin gearr gach leath ina dhá leath arís. Gearr gach ceathrú den stiall go han-tanaí.

BURGER SICÍN LE ANLANN CASHEW SZECHWAN

ULLMHAIGH:30 nóiméad Cócaire: 5 nóiméad Grill: 14 nóiméad Déan: 4 riar

AN OLA CHILI DÉANTA AG TÉAMHIS FÉIDIR OLA OLÓIGE LE PIOBAR DEARG BRÚITE A ÚSÁID AR BHEALAÍ EILE FREISIN. BAIN ÚSÁID AS É CHUN GLASRAÍ ÚRA A SHÁ - NÓ IAD A CHAITHEAMH LE ROINNT OLA CHILI ROIMH RÓSTADH.

2 spúnóg bhoird de ola olóige
¼ teaspoon piobar dearg brúite
2 chupán píosaí caisiú amh, tósta (féachleid)
¼ cupán ola olóige
½ cupán zucchini mionghearrtha
¼ cupán líomóid mionghearrtha
2 clóibh gairleog, mionghearrtha
2 taespúnóg craiceann líomóide grátáilte go mín
2 taespúnóg ginger úr grátáilte
1 punt talamh sicín nó turcaí chíche

ANLANN CASHEW SZECHWAN

1 spúnóg bhoird ola olóige
2 spúnóg bhoird oinniúin mionghearrtha
1 spúnóg bhoird de sinséar úr grátáilte
1 teaspoon Sínis cúig púdar spíosra
1 teaspoon sú líomóide úr
4 duilleoga glasa nó duilleoga leitís im

1. Maidir leis an ola chili, cuir an ola olóige agus an piobar dearg brúite le chéile i sáspan beag. Te thar teas íseal ar feadh 5 nóiméad. Bain as teas; lig fuarú.

2. Le haghaidh im caisiú, cuir caisiúnna agus 1 spúnóg bhoird d'ola olóige i cumascóir. Clúdaigh agus cumasc go dtí go

mbeidh siad uachtar, stop a scrape síos na taobhanna mar is gá agus cuir ola olóige breise, 1 tablespoon ag an am, go dtí go mbeidh an cupán ar fad ¼ úsáid agus an t-im anbhog; chur ar leataobh.

3. I mbabhla mór, le chéile na zucchini, duilleoga, gairleog, zest líomóid agus 2 taespúnóg sinséar. Cuir sicín talamh leis; mheascadh go maith. Déan an meascán sicín ina cheithre phaiste ½ orlach tiubh.

4. Le haghaidh grill gualaigh nó gáis, cuir patties ar an raca greased go díreach os cionn teas meánach. Clúdaigh agus grill ar feadh 14 go 16 nóiméad nó go dtí go bhfuil sé déanta (165 ° F), ag casadh uair amháin leath bealaigh tríd an grilling.

5. Idir an dá linn, le haghaidh anlann, teas an ola olóige i bpanna beag friochta thar teas meánach. Cuir na duilleoga agus 1 spúnóg bhoird de ginger; cócaireacht thar teas meánach ar feadh 2 nóiméad nó go dtí go bhfuil na guaillí tairisceana. Cuir ½ cupán den im caisiú (cuiscigh an t-im caisiú atá fágtha ar feadh suas le seachtain amháin), ola chili, sú aoil agus púdar cúig spíosraí. Cook ar feadh 2 nóiméad níos mó. Bain as teas.

6. Freastal patties ar na duilleoga leitís. Ceobhrán le anlann.

WRAPS SICÍN TUIRCIS

ULLMHAIGH:25 nóiméad Seas: 15 nóiméad Cócaire: 8 nóiméad Déanann: 4 go 6 riar

CIALLAÍONN "BAHARAT" GO SIMPLÍ "SPÍOSRA" I ARAIBIS.SPÍOSRA UILECHUSPÓIREACH I EALAÍN AN MHEÁN-OIRTHIR, IS MINIC A ÚSÁIDTEAR É MAR RUB AR IASC, ÉANLAITH CHLÓIS AGUS FEOIL NÓ MEASCTHA LE OLA OLÓIGE AGUS ÚSÁIDTEAR É MAR MARINADE GLASRAÍ. DÉANANN AN MEASCÁN DE SPÍOSRAÍ TE, MILIS COSÚIL LE CAINÉAL, CUMIN, LUS AN CHOIRE, CLÓIBH AGUS PAPRIKA GO HÁIRITHE ARAMATACHA É. IS TEAGMHÁIL TUIRCIS É MINT TRIOMAITHE A CHUR LEIS.

⅓ cupán aibreoga triomaithe unsulfurized slisnithe

⅓ cupán figí triomaithe mionghearrtha

1 spúnóg bhoird ola cnó cócó neamhscagtha

1½ punt de chíche cearc mheilte

3 chupán cainneanna slisnithe (páirteanna bána agus glasa éadroma amháin) (3)

⅔ de mheánphiobar milis glas agus/nó dearg, slisnithe go tanaí

2 spúnóg bhoird de spíosra baharat (féach<u>Oideas</u>, thíos)

2 clóibh gairleog, mionghearrtha

1 cupán trátaí gearrtha, síolta (2 mheán)

1 cupán cúcamar sílithe mionghearrtha (½ de mheán)

½ cupán pistachios neamhshaillte, sceallóga mionghearrtha, rósta (féach<u>leid</u>)

¼ cupán mint úr mionghearrtha

¼ cupán peirsil úr mionghearrtha

8 go 12 im mór nó duilleoga leitís bibb

1. Cuir aibreoga agus figí i mbabhla beag. Cuir ⅔ cupán fiuchphointe uisce; Lig seasamh ar feadh 15 nóiméad. Taosc, ag cur ½ cupán an leacht in áirithe.

2. Idir an dá linn, i skillet breise mór, teas ola cnó cócó thar teas mheán. Cuir sicín talamh leis; cócaireacht ar feadh 3

nóiméad, corraigh le spúnóg adhmaid chun an fheoil a roinnt agus í ag cócaireacht. Cuir cainneanna, piobar milis, spíosra baharat agus gairleog; cócaireacht agus corraigh thart ar 3 nóiméad nó go dtí go bhfuil sicín déanta agus piobar díreach tairisceana. Cuir aibreoga, figs, leacht forchoimeádta, trátaí agus cucumbers leis. Cook agus corraigh ar feadh thart ar 2 nóiméad nó go dtí go dtosóidh trátaí agus cucumbers ag briseadh síos. Corraigh pistachios, mint agus peirsil.

3. Freastal sicín agus glasraí agus duilleoga sailéad.

Spíosra Baharat: I mbabhla beag, cuir 2 spúnóg bhoird de paprika milis le chéile; 1 spúnóg bhoird de phiobar dubh; 2 taespúnóg mint triomaithe, brúite go mín; 2 teaspoon cumin talún; 2 taespúnóg lus an choire; 2 taespúnóg cainéal talún; 2 taespúnóg clóibh talún; 1 teaspoon nutmeg talún; agus 1 teaspoon cardamom talún. Stóráil i gcoimeádán dúnta go docht ag teocht an tseomra. Déanann sé thart ar ½ cupán.

CEARCA COIRNIS SPÁINNEACH

ULLMHAIGH:10 nóiméad Bácáil: 30 nóiméad Broil: 6 nóiméad Déan: 2 go 3 riar

NÍ FHÉADFADH AN T-OIDEAS SEO A BHEITH NÍOS SIMPLÍ- AGUS TÁ NA TORTHAÍ GO HIOMLÁN IONTACH. TUGANN MÉIDEANNA MÓRA PAPRIKA DEATAITHE, GAIRLEOG AGUS LÍOMÓIDE BLAS IONTACH DO NA HÉIN BHEAGA SEO.

2 1½-punt cearca Coirnis, leáite nuair a reoite
1 spúnóg bhoird ola olóige
6 clóibh gairleog, mionghearrtha
2 go 3 spúnóg bhoird de paprika deataithe
¼ go ½ teaspoon piobar cayenne (roghnach)
2 liomóidí, ceathrúna
2 spúnóg bhoird peirsil úr mionghearrtha (roghnach)

1. Déan an oigheann a réamhthéamh go 375°F. Chun an sicín cluiche a cheathrú, bain úsáid as deimhis cistine nó scian géar chun gearradh feadh an dá thaobh den chúl caol. Féileacán an t-éan agus gearr an sicín ina dhá leath tríd an gcíche. Tóg an ceathrú cúil tríd an gcraiceann agus an fheoil a scarann an thigh ón gcíoch a ghearradh. Coinnigh an sciathán agus an chíche slán. Cuimil ola olóige thar phíosaí cearc Coirnis. Sprinkle le gairleog mionghearrtha.

2. Cuir na píosaí sicín, taobh an chraicinn in airde, i bpanna mór eile atá neamhdhíobhálach don oigheann. Sprinkle le paprika deataithe agus cayenne. Squeeze na ceathrúna líomóide thar an sicín; Cuir ceathrú líomóide leis an bpanna. Cuir taobhanna craiceann na bpíosaí sicín síos sa phanna. Clúdaigh agus bácáil ar feadh 30 nóiméad. Bain an uile as an oigheann.

3. Preheat broiler. Ag baint úsáide as tlúnna, cas na píosaí. Coigeartaigh raca oigheann. Broil 4 go 5 orlach ón teas ar feadh 6 go 8 nóiméad go dtí go bhfuil an craiceann donn agus sicín déanta (175 °F). Brúigh le panjus. Más mian leat, sprinkle le peirsil.

CEARCA COIRNIS RÓSTA PISTÉISE LE SAILÉAD ARUGULA, APRICOT AGUS FENNEL

ULLMHAIGH:30 nóiméad Chill: 2 go 12 uair an chloig Rósta: 50 nóiméad Seas: 10 nóiméad Déan: 8 riar

DÉANTA PESTO PISTÉISELE PEIRSIL, THYME, GAIRLEOG, CRAICEANN ORÁISTE, SÚ ORÁISTE AGUS OLA OLÓIGE LÍONTA FAOI CHRAICEANN GACH ÉIN ROIMH AN MARINADE.

4 cearca cluiche Coirnis 20- go 24-unsa
3 chupán cnónna pistéise amh
2 spúnóg bhoird peirsil úr Iodáilis (duilleog cothrom) mionghearrtha
1 spúnóg bhoird de thyme mionghearrtha
1 clove mór gairleog, mionghearrtha
2 taespúnóg craiceann oráiste grátáilte go mín
2 spúnóg bhoird sú oráiste úr
¾ cupán ola olóige
2 oinniún mór, slisnithe go tanaí
½ cupán sú oráiste úr
2 spúnóg bhoird sú líomóide úr
¼ teaspoon piobar dubh freshly meilte
¼ teaspoon mustaird tirim
2 5-unsa pacáiste arugula
1 bolgán mór finéal, tanaí bearrtha
2 spúnóg bhoird duilleoga finéal mionghearrtha
4 aibreog, croíthe agus slisnithe go tanaí

1. Sruthlaigh laistigh de chuas na gcearc géime Coirnis. Ceangail na cosa le chéile le sreangán cistine 100% cadáis. Sciatháin tuck faoin gcorp; chur ar leataobh.

2. I próiseálaí bia nó cumascóir, le chéile pistachios, peirsil, thyme, gairleog, craiceann oráiste agus sú oráiste. Próiseáil go dtí go bhfoirmíonn taosrán garbh. Agus an próiseálaí ar siúl, cuir ¼ cupán den ola olóige i sruth mall, seasta.

3. Ag baint úsáide as do mhéara, scaoil an craiceann ar thaobh cíche de choileach chun póca a dhéanamh. Scaip an ceathrú cuid den mheascán pistéise go cothrom faoin gcraiceann. Déan arís leis an meascán sicín agus pistéise atá fágtha. Oinniúin slisnithe a scaipeadh thar bun an friochtáin; Cuir madraí, taobhanna cíche suas, ar bun. Clúdaigh agus cuisnigh ar feadh 2 go 12 uair an chloig.

4. Déan an t-oigheann roimh ré go 425°F. Sicín rósta ar feadh 30 go 35 nóiméad nó go dtí go gcláraítear 175°F le teirmiméadar a léitear ar an toirt a chuirtear isteach i matán na sliasaid istigh.

5. Idir an dá linn, le haghaidh feistis, i mbabhla beag le chéile sú oráiste, sú líomóide, piobar agus mustaird. Measc go maith. Cuir an ½ cupán ola olóige atá fágtha isteach i sruth mall seasta, ag guairneáil i gcónaí.

6. Le haghaidh sailéad, cuir arugula, finéal, frónaí finéal agus aibreoga le chéile i mbabhla mór. Ceobhrán go héadrom le cóiriú; caith go maith Cuir cóiriú breise in áirithe chun críche eile.

7. Bain sicín as oigheann; Clúdaigh go scaoilte le scragall agus lig seasamh ar feadh 10 nóiméad. Le riar, roinn an sailéad go cothrom i measc ocht bpláta freastail. Madraí gearrtha i

leath ar fhad; Cuir leatha sicín ar sailéid. Freastal láithreach.

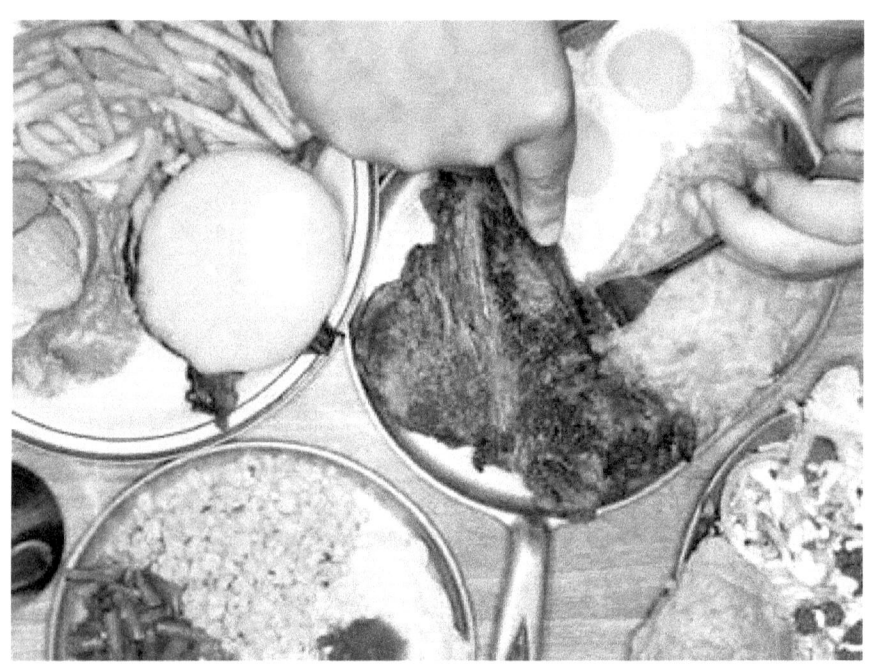

CÍCHE LACHAN LE POMEGRANATE AGUS SAILÉAD JICAMA

ULLMHAIGH: 15 nóiméad Cócaire: 15 nóiméad Déan: 4 riar

GEARRADH PATRÚN DIAMANTA SALIGEANN SAILL Ó BHROLLACH NA LACHAN DON SAILLE RINDREÁIL DE RÉIR MAR A CHÓCARÁLANN AN BROLLACH GARAM MASALA SPÍOSRAÍ. DÉANTAR NA DRIPPINGS A CHOMHCHEANGAL LE JICAMA, SÍOLTA POMEGRANÁIT, SÚ ORÁISTE, AGUS BRAT MAIRTEOLA AGUS IAD A CHAITHEAMH LE PIOBAR GLAS LE HAGHAIDH TEAGMHÁIL ÉADROM.

4 chíche lachan Muscovy gan chnámh (thart ar 1½ go 2 phunt san iomlán)
1 spúnóg bhoird garam masala
1 spúnóg bhoird ola cnó cócó neamhscagtha
2 chupán diced, scafa jicama
½ cupán síolta pomegranate
¼ cupán sú oráiste úr
¼ cupán brat cnámh mairteola (féach<u>Oideas</u>) nó brat mairteola gan salann
3 cupáin biolar uisce, Eascraíonn bhaint
3 chupán fríosa stróicthe agus/nó foirceann Beilgeach slisnithe go tanaí

1. Ag baint úsáide as scian géar, déan ciorruithe éadomhain i bpatrún diamanta isteach i saill chíche lachan ag eatraimh 1-orlach. Sprinkle an dá thaobh de na leatha cíche leis an garam masala. Teas uileán mór breise thar mheánteas. Leáigh an ola cnó cócó sa friochtán te. Cuir na leatha cíche, taobh an chraicinn síos, sa phanna róstadh. Cook ar feadh 8 nóiméad agus an taobh craiceann síos, bí cúramach gan donn ró-thapa (laghdaigh an teas más gá). Cas cíche lachan os a chionn; cócaráil ar feadh 5 go 6 nóiméad níos mó nó go dtí go gcláróidh teirmiméadar láithreach-léite a

cuireadh isteach sna leatha cíche 145°F mar mheán. Bain leath chíche, cuir drippings in áirithe i skillet; clúdach le scragall a choinneáil te.

2. Chun cóta, cuir jicama le skillet; cócaireacht agus corraigh ar feadh 2 nóiméad thar teas mheán. Cuir síolta pomegranate, sú oráiste, agus brat cnámh mairteola leis an skillet. Beir chun boil; bhaint láithreach ón teas.

3. Le haghaidh sailéad, cuir bior uisce agus frisée le chéile i mbabhla mór. Doirt feistis te thar Greens; caith go cóta.

4. Roinn an sailéad i measc ceithre phláta dinnéar. slice go tanaí an chíche lachan agus socrú a dhéanamh ar sailéid.

TURCAÍ RÓSTA LE FRÉAMHACHA MASHED GARLICKY

ULLMHAIGH:1 uair Rósta: 2 uair 45 nóiméad Seas: 15 nóiméad Déan: 12 go 14 riar

CUARDAIGH TURCAÍ A BHFUILGAN A INSTEALLADH LE TUASLAGÁN SALANDA. MÁ DEIR AN LIPÉAD "TREISITHE" NÓ "FÉIN-BASTING," IS DÓCHA GO MBEIDH SÉ LÁN LE SÓIDIAM AGUS BREISEÁIN EILE.

1 12- go 14-punt turcaí

2 spúnóg bhoird de seasoning Meánmhara (féach Oideas)

¼ cupán ola olóige

3 phunt cairéid meánacha, scafa, gearrtha agus leath nó ceathrúna ar a fhad

1 oideas Garlicky Mashed Roots (féach Oideas, thíos)

1. Déan an oigheann a théamh go 425°F. Bain muineál agus giblets as turcaí; in áirithe le haghaidh úsáide eile más mian. Scaoil go cúramach an craiceann ó imeall an chíche. Rith do mhéara faoin gcraiceann chun póca a chruthú ar an gcíche agus ar na cluasa. spúnóg 1 spúnóg bhoird de spíosra na Meánmhara faoin gcraiceann; bain úsáid as do mhéara chun é a scaipeadh go cothrom thar an gcíche agus na cluasa. Tarraing craiceann muineál ar chúl; fasten le skewer. Cuir foircinn na maidí druma faoin strap craiceann thar an eireaball. Mura bhfuil aon téip craicinn ann, ceangail maidí druma go daingean leis an eireaball le sreangán cistine 100% cadáis. Leideanna sciathán twist faoin gcúl.

2. Cuir an turcaí, taobh an chíche suas, ar raca i bpanna róstadh éadomhain seach-mhór. Scuab an turcaí le 2 spúnóg bhoird den ola. Sprinkle turcaí leis an blastán Meánmhara atá fágtha. Cuir isteach teirmiméadar feola

oigheann-dhíonach i lár matán thigh istigh; níor cheart go gcuirfeadh an teirmiméadar teagmháil leis an gcnámh. Clúdaigh an turcaí go scaoilte le scragall.

3. Rósta ar feadh 30 nóiméad. Laghdaigh teocht an oighinn go 325°F. Bácáil ar feadh 1½ uair an chloig. I mbabhla breise mór, cuir cairéid le chéile agus 2 spúnóg ola eile; caith go cóta. Scaip na cairéid i mias bácála mór grátáilte. Bain an scragall as an turcaí agus gearr an stiall craiceann nó sreang idir na maidí druma. Cairéid rósta agus turcaí ar feadh 45 nóiméad go 1¼ uair níos mó nó go dtí go gcláróidh teirmiméadar 175°F.

4. Bain turcaí as oigheann. clúdach ; lig seasamh 15 go 20 nóiméad roimh ghearradh. Freastal turcaí le cairéid agus fréamhacha brúite garlicky.

Fréamhacha Garlicky Mashed: Baile Átha Troim agus craiceann 3 go 3½ punt de rutabagas agus 1½ go 2 punt de fhréamh soilire; gearrtha i bpíosaí 2-orlach. I bpota 6-quart, cócaráil rutabagas agus fréimhe soilire i go leor uisce fiuchphointe le clúdach ar feadh 25 go 30 nóiméad nó go dtí go bhfuil siad an-tairisceana. Idir an dá linn, i sáspan beag le chéile 3 spúnóg bhoird de ola maighdean breise agus 6 go 8 gairleog mionghearrtha. Cook thar teas íseal ar feadh 5 go 10 nóiméad nó go dtí go bhfuil an gairleog an-cumhra, ach ní donn. Cuir go cúramach ¾ cupán brat cnámh sicín (féach<u>Oideas</u>) nó brat sicín gan salann. Beir chun boil; bhaint as teas. Taosc na glasraí agus filleadh ar an bpota. Mash glasraí le masher prátaí nó buille le meascthóir leictreach ar íseal. Cuir ½ teaspoon piobar dubh. Go mall whisk nó whisk sa mheascán stoc go dtí go bhfuil na glasraí le chéile agus beagnach réidh. Más gá, cuir ¼ cupán brat cnámh sicín breise leis chun an comhsheasmhacht atá ag teastáil a dhéanamh.

CÍCHE TURCAÍ LÍONTA LE ANLANN PESTO AGUS SAILÉAD ARUGULA

ULLMHAIGH: 30 nóiméad Rósta: 1 uair 30 nóiméad Seas: 20 nóiméad Déan: 6 riar

TÁ SÉ SEO DO NA LOVERS FEOLA BÁNTAOBH AMUIGH - CÍCHE CRISPY CRAICEANN TURCAÍ LÍONTA LE GRIAN-TRIOMAITHE TRÁTAÍ, BASIL, AGUS SPÍOSRAÍ MEÁNMHARA. DÉANANN BIA ATÁ FÁGTHA LÓN IONTACH.

 1 cupán trátaí grian-triomaithe gan shailleadh (gan ola-phacáilte)
 1 4-punt chíche turcaí cnámh leath le craiceann
 3 teaspoon spíosra Meánmhara (féach<u>Oideas</u>)
 1 cupán duilleoga basil úra pacáilte go scaoilte
 1 spúnóg bhoird ola olóige
 8 unsa leanbh arugula
 3 trátaí móra, gearrtha ina leath agus slisnithe
 ¼ cupán ola olóige
 2 spúnóg fínéagar fíon dearg
 Piobar dubh
 1½ cupán basil pesto (féach<u>Oideas</u>)

1. Déan an oigheann a théamh go 375°F. I mbabhla beag, doirt go leor uisce fiuchphointe thar trátaí triomaithe le clúdach. Lig seasamh ar feadh 5 nóiméad; taosc agus go mín chop.

2. Cuir cíoch an turcaí, taobh an chraicinn síos, ar leathán mór fillte plaisteach. Cuir leathán eile fillte plaisteach ar an turcaí. Ag baint úsáide as an taobh cothrom de mhil feola, punt go réidh an chíche go dtí tiús cothrom, thart ar ¾ orlach ar tiús. Déan pacáistiú plaisteach a dhiúscairt. Sprinkle 1½ taespúnóg de bhlastán na Meánmhara thar

an bhfeoil. Barr leis na trátaí agus duilleoga basil. Rollaigh an chíche turcaí suas go cúramach, ag coinneáil an craiceann ar an taobh amuigh. Ag baint úsáide as teaghrán cistine cadáis 100%, ceangail rósta i gceithre nó sé áit chun é a dhaingniú. Scuab le 1 spúnóg bhoird ola olóige. Sprinkle rósta leis na 1½ taespúnóg atá fágtha Sasanú na Meánmhara.

3. Cuir an rósta ar raca i bpanna éadomhain, taobh an chraiceann suas. Rósta, gan chumhdach, ar feadh 1½ uair an chloig nó go dtí go gcláraíonn teirmiméadar a léitear ar an toirt sa lár 165°F agus go bhfuil an craiceann donn órga agus briosc. Bain an turcaí as an oigheann. Clúdaigh go scaoilte le scragall; Lig seasamh 20 nóiméad roimh ghearradh.

4. Le haghaidh sailéad arugula, i mbabhla mór le chéile arugula, trátaí, ¼ cupán ola olóige, fínéagar agus piobar chun blas a chur air. Bain snáitheanna as an rósta. turcaí slisnithe go tanaí. Freastal le sailéad arugula agus pesto basil.

CÍOCH TURCAÍ SEASONED LE ANLANN BBQ SILÍNÍ

ULLMHAIGH: 15 nóiméad Rósta: 1 uair 15 nóiméad Seas: 45 nóiméad Déan: 6 go 8 riar

IS É SEO AN T-OIDEAS IONTACH DOFREASTAL AR SLUA AG BARBEQUE SA CHÚLCHLÓS MÁS MIAN LEAT RUD ÉIGIN EILE SEACHAS BORGAIRÍ A DHÉANAMH. FREASTAL AIR LE SAILÉAD CRISP, COSÚIL LE SAILÉAD BROCAILÍ CRUNCHY (FÉACHOIDEAS) NÓ SAILÉAD SPROUT BHRUISÉIL BEARRTHA (FÉACHOIDEAS).

1 4- go 5-punt cnámh iomlán-i chíche turcaí
3 spúnóg Smoky Seasoning (féachOideas)
2 spúnóg bhoird sú líomóide úr
3 spúnóg bhoird de ola olóige
1 cupán fíon bán tirim, mar shampla Sauvignon Blanc
1 chupán silíní Bing úr nó reoite neamh-mhilsithe, pollta agus mionghearrtha
⅓ cupán uisce
1 cupán anlann BBQ (féachOideas)

1. Lig don chíche turcaí seasamh ag teocht an tseomra ar feadh 30 nóiméad. Preheat an oigheann go 325°F. Cuir cíche an turcaí, taobh an chraicinn in airde, ar raca i bpanna róstadh.

2. I mbabhla beag, le chéile an blastán deataithe, sú líomóide agus ola olóige a dhéanamh taos. Scaoil craiceann na feola; leathnaigh go réidh leath den ghreamú ar an bhfeoil faoin gcraiceann. Scaip an greamaigh atá fágtha go cothrom thar an gcraiceann. Doirt an fíon isteach go bun an friochtáin.

3. Rósta ar feadh 1¼ go 1½ uair an chloig nó go dtí go bhfuil an craiceann donn órga agus teirmiméadar inléite ar an toirt a chuirtear isteach i lár an rósta (gan teagmháil leis

an gcnámh) a chlárú 170°F, ag rothlú an phain rósta leath bealaigh tríd an am cócaireachta. Lig seasamh ar feadh 15 go 30 nóiméad roimh slicing.

4. Idir an dá linn, le haghaidh anlann Cherry BBQ, i sáspan meánach le chéile silíní agus uisce. Beir chun boil; Laghdaigh teas. Suanbhruith, nochta, ar feadh 5 nóiméad. Corraigh i anlann BBQ; suanbhruith ar feadh 5 nóiméad. Freastal te nó ag teocht an tseomra leis an turcaí.

TAIRLOIN TURCAÍ BRAISED FÍON

ULLMHAIGH: 30 nóiméad Cócaire: 35 nóiméad Déan: 4 riar

CÓCARÁIL AN TURCAÍ PAN-SEAREDI MEASCÁN D'FHÍON, TRÁTAÍ ROMA MIONGHEARRTHA, BRAT SICÍN, LUIBHEANNA ÚRA, AGUS PIOBAR DEARG BRÚITE INFUSES SÉ LE BLAS IONTACH. DÉAN AN MHIAS SEO ATÁ COSÚIL LE STOBHACH I MBABHLAÍ ÉADOMHAIN AGUS LE SPÚNÓGA MÓRA CHUN BEAGÁN DEN BHRAT BLASTA A FHÁIL LE GACH GREIM.

- 2 8- go 12-unsa turcaí tenderloins, gearrtha i bpíosaí 1-orlach
- 2 spúnóg bhoird éanlaithe clóis gan salann breise
- 2 spúnóg bhoird de ola olóige
- 6 clóibh gairleog, mionfheoil (1 spúnóg bhoird)
- 1 cupán oinniún mionghearrtha
- ½ cupán soilire mionghearrtha
- 6 trátaí Roma, síolaithe agus mionghearrtha (thart ar 3 chupán)
- ½ cupán fíon bán tirim, mar Sauvignon Blanc
- ½ cupán brat sicín (féachOideas) nó brat sicín gan salann
- ½ teaspoon Rosemary úr mionghearrtha
- ¼ go ½ teaspoon piobar dearg brúite
- ½ cupán duilleoga basil úr, mionghearrtha
- ½ cupán peirsil úr mionghearrtha

1. I mbabhla mór, caith píosaí turcaí le blastán éanlaith chlóis chun a chóta. I sciléad mór neamhmhaide, teas 1 spúnóg bhoird d'ola olóige thar teas meánach. Cócaráil an turcaí i mbaisceanna in ola the go dtí go mbeidh sé donn ar gach taobh. (Ní gá an Tuirc a chócaráil tríd.) Aistrigh go pláta agus coinnigh te.

2. Cuir an 1 spúnóg bhoird d'ola olóige leis an bpanna. Méadú ar an teas go meán-ard. Cuir gairleog; cócaireacht agus

corraigh ar feadh 1 nóiméad. Cuir oinniún agus soilire leis; cócaireacht agus corraigh ar feadh 5 nóiméad. Cuir an turcaí agus aon súnna ón pláta, trátaí, fíon, brat cnámh sicín, Rosemary agus piobar dearg brúite. Laghdaigh an teas go meán-íseal. Clúdaigh agus cócaireacht ar feadh 20 nóiméad, corraigh ó am go chéile. Cuir basil agus peirsil leis. Uncover agus cócaráil ar feadh 5 nóiméad níos mó nó go dtí go bhfuil an turcaí bándearg a thuilleadh.

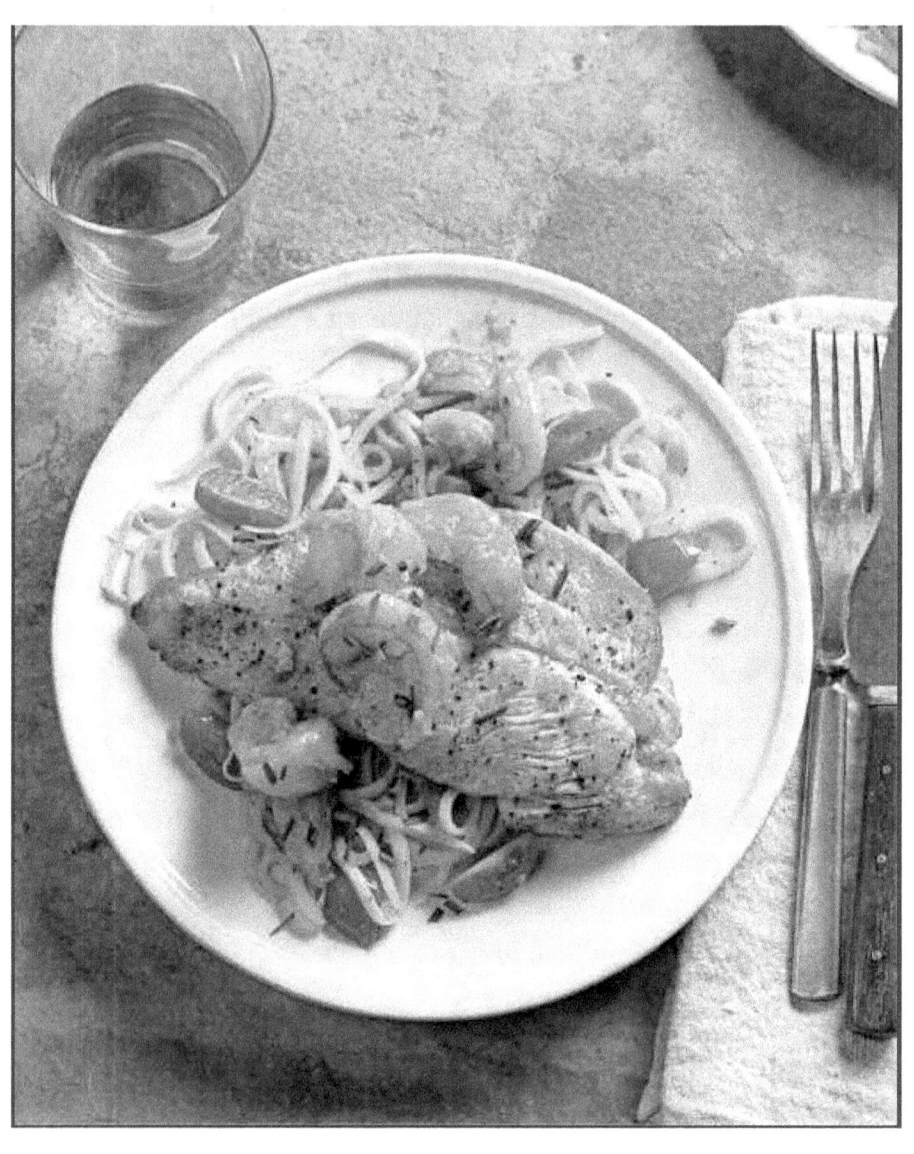

CÍCHE TURCAÍ PAN-SAUTÉED LE ANLANN CHIVE SCAPI

ULLMHAIGH:30 nóiméad Cócaire: 15 nóiméad Déan: 4 riar<u>GRIANGHRAF</u>

CHUN NA TENDERLOINS TURCAÍ A GHEARRADH INA DHÁ LEATHGO COTHROMÁNACH CHOMH COTHROM AGUS IS FÉIDIR, BRÚIGH GACH CEANN SÍOS BEAGÁN LE PAILME DO LÁIMHE, AG CUR BRÚ COMHSHEASMHACH I BHFEIDHM AGUS TÚ AG GEARRADH TRÍD AN BHFEOIL.

¼ cupán ola olóige

2 8- go 12-unsa tairisceana chíche turcaí, gearrtha ina dhá leath go cothrománach

¼ teaspoon piobar dubh freshly meilte

3 spúnóg bhoird de ola olóige

4 clóibh gairleog, mionghearrtha

8 unsa ribí róibéis meánach scafa agus daingnithe, eireabaill bainte agus leath ar fhad

¼ cupán fíon bán tirim, brat cnámh sicín (féach<u>Oideas</u>), nó brat sicín gan shailleadh

2 spúnóg bhoird sneachta úr mionghearrtha

½ teaspoon craiceann líomóide grátáilte go mín

1 spúnóg bhoird sú líomóide úr

Scuais pasta agus trátaí (féach<u>Oideas</u>, thíos) (roghnach)

1. I bhfriochtán mór breise, teas 1 spúnóg bhoird d'ola olóige thar teas meánach. Cuir turcaí le skillet; sprinkle le piobar. Laghdaigh an teas go meánach. Cook ar feadh 12 go 15 nóiméad nó go dtí nach bhfuil bándearg a thuilleadh agus go n-éireoidh súnna soiléir (165°F), ag casadh uair amháin leath bealaigh tríd an chócaireacht. Bain na steaks turcaí as an bpanna. Clúdaigh le scragall chun a choinneáil te.

2. Maidir leis an anlann, sa friochtán céanna, teas na 3 spúnóg bhoird ola os cionn teas meánach. Cuir gairleog; cócaireacht ar feadh 30 soicind. Corraigh i ribí róibéis; cócaireacht agus corraigh ar feadh 1 nóiméad. Corraigh i bhfíon, sceallóga agus líomóid craiceann; cócaireacht agus corraigh ar feadh 1 nóiméad níos mó nó go dtí go bhfuil ribí róibéis teimhneach. Bain as teas; Corraigh i sú líomóide. Chun freastal, spúnóg anlann thar steaks turcaí. Más mian leat, a sheirbheáil le pasta scuaise agus trátaí.

Scuais Pasta agus Trátaí: Ag baint úsáide as mandoline nó peeler julienne, gearr 2 scuaise buí samhraidh i stiallacha julienne. I bhfriochtán mór, teas 1 spúnóg bhoird d'ola olóige breise maighdean thar teas meánach. Cuir stiallacha pumpkin leis; cócaireacht ar feadh 2 nóiméad. Cuir 1 chupán de thrátaí fíonchaor ceathrúáilte agus ¼ teaspoon piobar dubh úrnua leis; cócaireacht ar feadh 2 nóiméad níos mó nó go dtí go bhfuil an scuaise briosc-tairisceana.

COSA TURCAÍ BRAISED LE GLASRAÍ FRÉIMHE

ULLMHAIGH:30 nóiméad Cócaire: 1 uair 45 nóiméad Déan: 4 riar

TÁ SÉ SEO AR CHEANN DE NA MIASA SINBEIDH TÚ AG IARRAIDH É A DHÉANAMH AR THRÁTHNÓNA TITIM BRIOSC MÁ TÁ AM AGAT DUL AG SIÚL AGUS É INA SHUÍ SAN OIGHEANN. MÁS RUD É NACH BHFUIL AN ACLAÍOCHT WHET DO APPETITE, BEIDH AN AROMA IONTACH NUAIR A SHIÚLANN TÚ SA DORAS CINNTE.

- 3 spúnóg bhoird de ola olóige
- 4 20- go 24-unsa cosa turcaí
- ½ teaspoon piobar dubh freshly meilte
- 6 Gairleog, scafa agus brúite
- 1 ½ taespúnóg síolta finéal, talamh
- 1 teaspoon allspice iomlán, rósta*
- 1½ cupán brat sicín (féach<u>Oideas</u>) nó brat sicín gan salann
- 2 sprigs Rosemary úr
- 2 phíosa de thyme úr
- 1 duilleog bhá
- 2 oinniún mór, scafa agus gearrtha i 8 dingeacha
- 6 cairéid mhóra, scafa agus gearrtha i slices 1 orlach
- 2 beets mór, scafa agus gearrtha i ciúbanna 1 orlach
- 2 mheacain mheánmhéide, scafa agus gearrtha i slisní 1-orlach**
- 1 fréimhe soilire, scafa agus gearrtha i bpíosaí 1-orlach

1. Déan an oigheann a théamh go 350°F. I bhfriochtán mór, teas an ola olóige thar teas meánach go dtí go mbeidh sé glioscarnach. Cuir 2 cheann de na cosa turcaí leis. Cook ar feadh thart ar 8 nóiméad nó go dtí go bhfuil na cosa donn órga agus briosc ar gach taobh, agus donn go cothrom.

Cosa turcaí a aistriú chuig pláta; arís agus an 2 chosa turcaí fágtha. Cuir ar leataobh.

2. Cuir piobar, gairleog, síolta finéal agus síolta allspice leis an meascán. Cook agus corraigh thar teas meánach ar feadh 1 go 2 nóiméad nó go dtí go cumhra. Glac brat cnámh sicín, Rosemary, thyme agus duilleog bhá. Tabhair chun boil, corraigh chun píosaí donn a scrapeadh ó bhun an uile. Bain an caife as an teas agus ar leataobh.

3. In oigheann Ollannach atá thar a bheith mór le clúdach daingean, cuir oinniúin, cairéid, biatais, meacain bhána agus fréamhacha soilire le chéile. Cuir leacht as pan; caith go cóta. Brúigh na cosa turcaí isteach sa mheascán glasraí. Clúdaigh le clúdach.

4. Bácáil ar feadh thart ar 1 uair 45 nóiméad nó go dtí go bhfuil na glasraí bog agus go bhfuil an turcaí bruite. Freastal ar na cosa turcaí agus na glasraí i mbabhlaí móra éadomhain. Squeeze súnna ó pan thar barr.

*Leid: Chun síolta allspice agus finéal a bhriseadh, cuir síolta ar chlár gearrtha. Ag baint úsáide as an taobh comhréidh de scian cócaire, brúigh síos chun na síolta a bhrú go héadrom.

**Leid: Ciúb aon phíosaí móra ó bharr na meacain bhána.

BUILÍN TURCAÍ LUIBHEACH LE KETCHUP OINNIÚN CARAMELAITHE AGUS DINGEACHA CABÁISTE RÓSTA

ULLMHAIGH: 15 nóiméad Boil: 30 nóiméad Bácáil: 1 uair 10 nóiméad Seas: 5 nóiméad Déan: 4 riar

IS CINNTE GO BHFUIL MEATLOAF CLASAICEACH LE BARR KETCHUPSA ROGHCHLÁR PALEO NUAIR A BHÍONN KETCHUP (FÉACH<u>OIDEAS</u>) SAOR Ó SHALANN AGUS SIÚCRA BREISE. ANSEO, TÁ AN KETCHUP MEASCTHA LE OINNIÚIN CARAMELIZED, ATÁ CARNTHA AR BHARR AN MEATLOAF ROIMH BÁCÁLA.

- 1½ punt turcaí talún
- 2 uibheacha, buailte go héadrom
- ½ cupán almond béile
- ⅓ cupán peirsil úr mionghearrtha
- ¼ cupán oinniúin tanaí slisnithe (2)
- 1 tablespoon saoi úr mionghearrtha nó 1 teaspoon saoi triomaithe, brúite
- 1 tablespoon thyme triomaithe nó 1 teaspoon thyme triomaithe, brúite
- ¼ teaspoon piobar dubh
- 2 spúnóg bhoird de ola olóige
- 2 oinniún milis, leath agus slisnithe go tanaí
- 1 cupán Paleo ketchup (féach<u>Oideas</u>)
- 1 ceann beag cabáiste, leath, bearrtha agus gearrtha i 8 dingeacha
- ½ go 1 teaspoon piobar dearg brúite

1. Déan an oigheann a théamh go 350°F. Líne pana bácála mór le páipéar pár; chur ar leataobh. I mbabhla mór, cuir turcaí talún, uibheacha, plúr almond, peirsil, scaillíní, saoi, thyme, agus piobar dubh le chéile. Sa phanna rósta ullmhaithe, cruthaigh an meascán turcaí isteach i builín 8×4 orlach. Bácáil ar feadh 30 nóiméad.

2. Idir an dá linn, le haghaidh an ketchup oinniún caramelized, i skillet mór, teas 1 spúnóg bhoird ola olóige thar teas mheán. Cuir oinniúin; cócaireacht thart ar 5 nóiméad nó go dtí go dtosaíonn na oinniúin ach donn, corraigh go minic. Laghdaigh an teas go meán-íseal; cócaireacht thart ar 25 nóiméad nó go dtí go órga agus an-bhog, corraigh ó am go chéile. Bain as teas; corraigh i ketchup paleo.

3. Cuir cuid den chuasóg oinniún caramelaithe thar an borróg turcaí. Socraigh dingeacha cabáiste timpeall an aráin. Ceobhrán an cabáiste leis an 1 tablespoon ola olóige atá fágtha; sprinkle le piobar dearg brúite. Bácáil ar feadh thart ar 40 nóiméad nó go dtí go mbeidh teirmiméadar a léitear ar an toirt a chuirtear isteach i lár an chláir aráin ag 165°F, agus ketchup oinniún caramelaithe breise ag ardú agus ag casadh na dingeacha cabáiste tar éis 20 nóiméad. Lig don rósta turcaí scíth a ligean ar feadh 5 go 10 nóiméad roimh slisniú.

4. Freastal arán turcaí le dingeacha cabáiste agus aon ketchup oinniún caramelaithe atá fágtha.

TUIRC POSOLE

ULLMHAIGH: 20 nóiméad Broil: 8 nóiméad Cócaire: 16 nóiméad Déan: 4 riar

NA BARRÁIN AR AN ANRAITH TÉIMH SEO DE STÍL MHEICSICEOTÁ NÍOS MÓ NÁ GARNISHES. CUIREANN CILANTRO BLAS AR LEITH, CUIREANN AVOCADO UACHTARÚLACHT - AGUS CUIREANN PEPITAS RÓSTA GÉARCHOR TAITNEAMHACH.

8 dtrátaí úra

1¼ go 1½ punt turcaí talún

1 piobar milis dearg, síolaithe agus gearrtha i stiallacha tanaí

½ cupán oinniún mionghearrtha (1 mheán)

6 clóibh gairleog, mionfheoil (1 spúnóg bhoird)

1 tábla spíosraí Mheicsiceo (féach<u>Oideas</u>)

2 cupán brat sicín (féach<u>Oideas</u>) nó brat sicín gan salann

1 14.5-unsa trátaí tine-rósta gan breis-salann, neamhdhraenáilte

1 jalapeño nó serrano chili piobar, síolaithe agus mionghearrtha (féach<u>leid</u>)

1 avocado meánach, leath, scafa, síolaithe agus slisnithe go tanaí

¼ cupán pepitas gan salann, tósta (féach<u>leid</u>)

¼ cupán cilantro úr mionghearrtha

Slisní aoil

1. Preheat an broiler. Peel na trátaí agus caith amach. Nigh na trátaí agus gearrtha i leath iad. Cuir leatha an tomatillo ar an raca neamhthéite i bpanna gríoscáin. Broil 4 go 5 orlach ón teas ar feadh 8 go 10 nóiméad nó go dtí go donn éadrom, ag casadh uair amháin leath bealaigh tríd an broiling. Cool beagán ar uile ar raca sreang.

2. Idir an dá linn, i turcaí cócaireachta i sgilet mór, piobar milis, agus oinniún thar teas meánach ar feadh 5 go 10 nóiméad nó go dtí go bhfuil an turcaí donn agus na glasraí bog, corraigh le spúnóg adhmaid chun an fheoil a roinnt

agus í ag cócaireacht. bain saill más gá. Cuir gairleog agus blastán Mheicsiceo leis. Cook agus corraigh ar feadh 1 nóiméad eile.

3. I cumascóir, le chéile thart ar dhá thrian de na tomatillos charred agus 1 cupán an brat cnámh sicín. Clúdaigh agus cumasc go dtí go réidh. Cuir an meascán turcaí leis an scilet. Corraigh i 1 cupán brat cnámh sicín atá fágtha, trátaí neamhdhraenáilte agus piobar chili. Gearr na trátaí atá fágtha go mín; a chur leis an meascán turcaí. Beir chun boil; Laghdaigh teas. Clúdaigh agus suanbhruith ar feadh 10 nóiméad.

4. Le riar, cuir an t-anraith isteach i mbabhlaí doimhne. Barr le avocado, pepitas agus cilantro. Pas aoil dingeacha a squeeze thar anraith.

BROTH CNÁMH SICÍN

ULLMHAIGH:15 nóiméad Rósta: 30 nóiméad Cócaireacht: 4 uair Chill: Déanta thar oíche: thart ar 10 gcupán

CHUN AN BLAS IS ÚIRE, IS FEARR - AGUS IS AIRDEÁBHAR COTHAITHEACH - BAIN ÚSÁID AS STOC SICÍN HOMEMADE I DO OIDIS. (NÍL AON SALANN, LEASAITHIGH NÓ BREISEÁIN ANN FREISIN.) FEABHSAÍONN RÓSTADH NA GCNÁMHA ROIMH SUANBHRUITH AN BLAS. AGUS IAD AG CÓCAIREACHT GO MALL I LEACHT, INSILEADH NA CNÁMHA AN BRAT LE MIANRAÍ COSÚIL LE CAILCIAM, FOSFAR, MAIGNÉISIAM AGUS POTAISIAM. FÁGANN AN T-ATHRÚ AR AN GCÓCAIRE MALL THÍOS GO BHFUIL SÉ THAR A BHEITH ÉASCA É A DHÉANAMH. REO É I GCOIMEÁDÁIN 2 AGUS 4-CUPÁN AGUS NÁ BAIN ACH AN MÉID A THEASTAÍONN UAIT.

- 2 punt de sciatháin sicín agus ar ais
- 4 cairéid, mionghearrtha
- 2 cainneanna móra, páirteanna bán agus glas éadrom amháin, slisnithe go tanaí
- 2 gas de soilire le duilleoga, gearrtha go mín
- 1 meacain bhána, gearrtha go garbh
- 6 sprig mhóra peirsil Iodálach (leath-duille).
- 6 phíosa de thyme úr
- 4 clóibh de garlic, leath
- 2 taespúnóg de phiobair dhubh ar fad
- 2 clóibh iomlána
- Uisce fuar

1. Déan an oigheann a théamh go 425°F. Socraigh sciatháin agus dromanna sicín ar bhileog mhór bácála; rósta ar feadh 30 go 35 nóiméad nó go dtí go browned go maith.

2. Aistrigh na píosaí sicín donn agus aon phíosaí donna atá carntha ar an mbileog bácála go dtí stocphota mór. Cuir

cairéid, peirsil, soilire, parsnip, peirsil, thyme, gairleog, lus an phiobair agus clóibh leis. Cuir dóthain uisce fuar (thart ar 12 chupán) le stocphota mór chun sicín agus glasraí a chlúdach. A thabhairt chun boil thar teas meánach; an teas a choigeartú chun an brat a choinneáil ag suanbhruith an-íseal, le boilgeoga díreach ag briseadh an dromchla. Clúdaigh agus suanbhruith ar feadh 4 uair an chloig.

3. Strain brat te trí colander mór líneáilte le dhá shraith de cheesecloth cadáis tais 100%. Bain solaid. Clúdaigh brat agus cuisnigh thar oíche. Sula n-úsáidtear é, bain an ciseal saille ó bharr an bhrat agus é a shábháil.

Leid: Chun an stoc a shoiléiriú (roghnach), i mbabhla beag le chéile 1 bán uibhe, 1 bhlaosc uibhe brúite agus ¼ cupán uisce fuar. Corraigh an meascán isteach sa brat strained sa phota. Ar ais go dtí an chócaireacht. Bain as teas; Lig seasamh ar feadh 5 nóiméad. Strain an brat te trí colander líneáilte le ciseal dúbailte úr de cheesecloth cadáis 100%. Chill agus blas saille roimh úsáid.

Cócaire Mall Treoracha: Ullmhaigh mar a ordaítear, ach amháin i gCéim 2 Cuir comhábhair i gcócaire mall 5 go 6-cheathrú. Clúdaigh agus cócaráil ar theas íseal ar feadh 12 go 14 uair an chloig. Lean ar aghaidh mar atá i gcéim 3. Déan thart ar 10 gcupán.

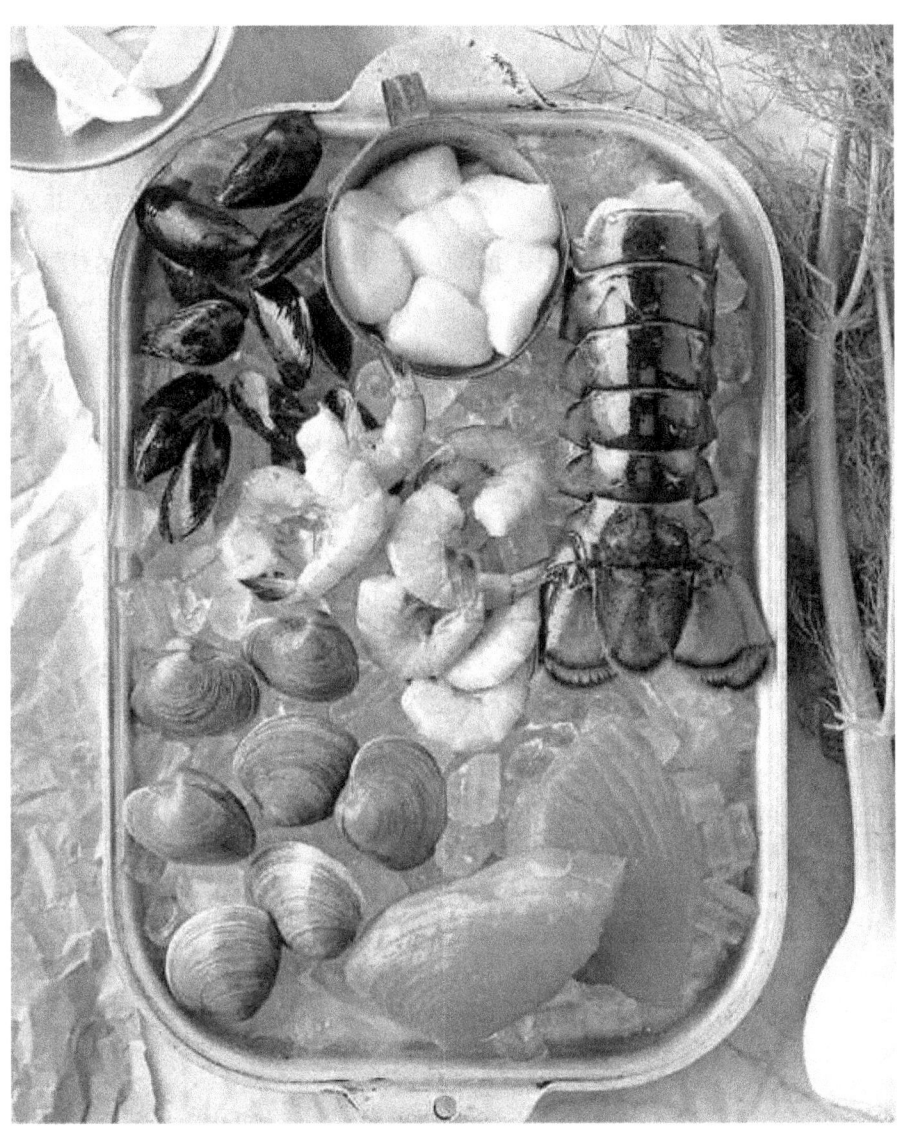

BRADÁN GLAS HARISSA

ULLMHAIGH: 25 nóiméad Bácáil: 10 nóiméad Grill: 8 nóiméad Déan: 4 riar GRIANGHRAF

ÚSÁIDTEAR PEELER CAIGHDEÁNACH GLASRAÍ ASPARAGUS ÚR DEARG AGUS RIBÍNÍ TANAÍ CHUN AN SAILÉAD A SHAVE. TOSSED LE VINAIGRETTE CITRIS GEAL (FÉACH OIDEAS) AGUS AR A BHARR LE SÍOLTA LUS NA GRÉINE DEATAITHE GRILLED, IS TIONLACAN ATHNUACHANA É DON BHRADÁN AGUS ANLANN SPÍOSRACH LUIBH GLAS.

BRADÁN
4 6- go 8-unsa filléid bradán úr nó reoite gan chraiceann, thart ar 1 orlach tiubh
Ola ológ

HARISSA
1½ taespúnóg síolta cumin
1½ taespúnóg síolta lus an choire
1 cupán duilleoga peirsil úr pacáilte go docht
1 cupán cilantro úr mionghearrtha (duilleoga agus gais)
2 jalapeños, síolaithe agus gearrtha go mín (féach leid)
1 oinniún, slisnithe
2 clóibh de garlic
1 teaspoon craiceann líomóide grátáilte go mín
2 spúnóg bhoird sú líomóide úr
⅓ cupán ola olóige

SÍOLTA LUS NA GRÉINE SPÍOSRACH
⅓ cupán síolta lus na gréine amh
1 teaspoon ola olóige
1 teaspoon Séasúr Toiteach (féach Oideas)

SAILÉAD
12 asparagus mór, bearrtha (thart ar 1 punt)
⅓ cupán Vinaigrette Citrus Bright (féach Oideas)

1. Leáigh iasc, má tá sé reoite; tirim le tuáillí páipéir. Scuab an dá thaobh den iasc go héadrom le ola olóige. Cuir ar leataobh.

2. Le haghaidh harissa, tósta i skillet beag síolta cumin agus síolta lus an choire thar teas meánach ar feadh 3 go 4 nóiméad nó go dtí go bhfuil siad tósta go héadrom agus cumhra. I bpróiseálaí bia, cuir le chéile síolta cumin talún agus lus an choire, peirsil, cilantro, jalapenos, gairleog, gairleog, zest líomóide, sú líomóide agus ola olóige. Próiseáil go dtí go réidh. Cuir ar leataobh.

3. Le haghaidh síolta lus na gréine spíosúla, réamhthéite san oigheann go 300°F. Líne bileog bácála le páipéar pár; chur ar leataobh. I mbabhla beag, le chéile síolta lus na gréine agus 1 teaspoon ola olóige. Sprinkle an blastán deataithe thar na síolta; corraigh go cóta. Scaip na síolta lus na gréine go cothrom ar an bpáipéar pár. Bácáil ar feadh thart ar 10 nóiméad nó go dtí go tósta éadrom.

4. Le haghaidh grill gualaigh nó gáis, cuir bradán ar raca grill greased díreach os cionn teas meánach. Clúdaigh agus grill ar feadh 8 go 12 nóiméad nó go dtí go dtosaíonn iasc a calóg nuair a thástáil le forc, casadh uair amháin leath bealaigh tríd an grilling.

5. Idir an dá linn, le haghaidh sailéad, le peeler glasraí, bearrthaí asparagus isteach i ribíní fada tanaí. Aistriú chuig pláta nó babhla meánach. (Gearrtar na leideanna de réir mar a éiríonn na sleánna níos tanaí; cuir leis an pláta nó babhla iad.) Ceobhrán an Vinaigrette citris Geal thar na sleá bearrtha. Sprinkle le síolta lus na gréine spíosraí.

6. Le riar, cuir comhad ar gach ceann de na ceithre phláta; Cuir cuid den harissa glas ar gach filléad. Freastal le sailéad asparagus bearrtha.

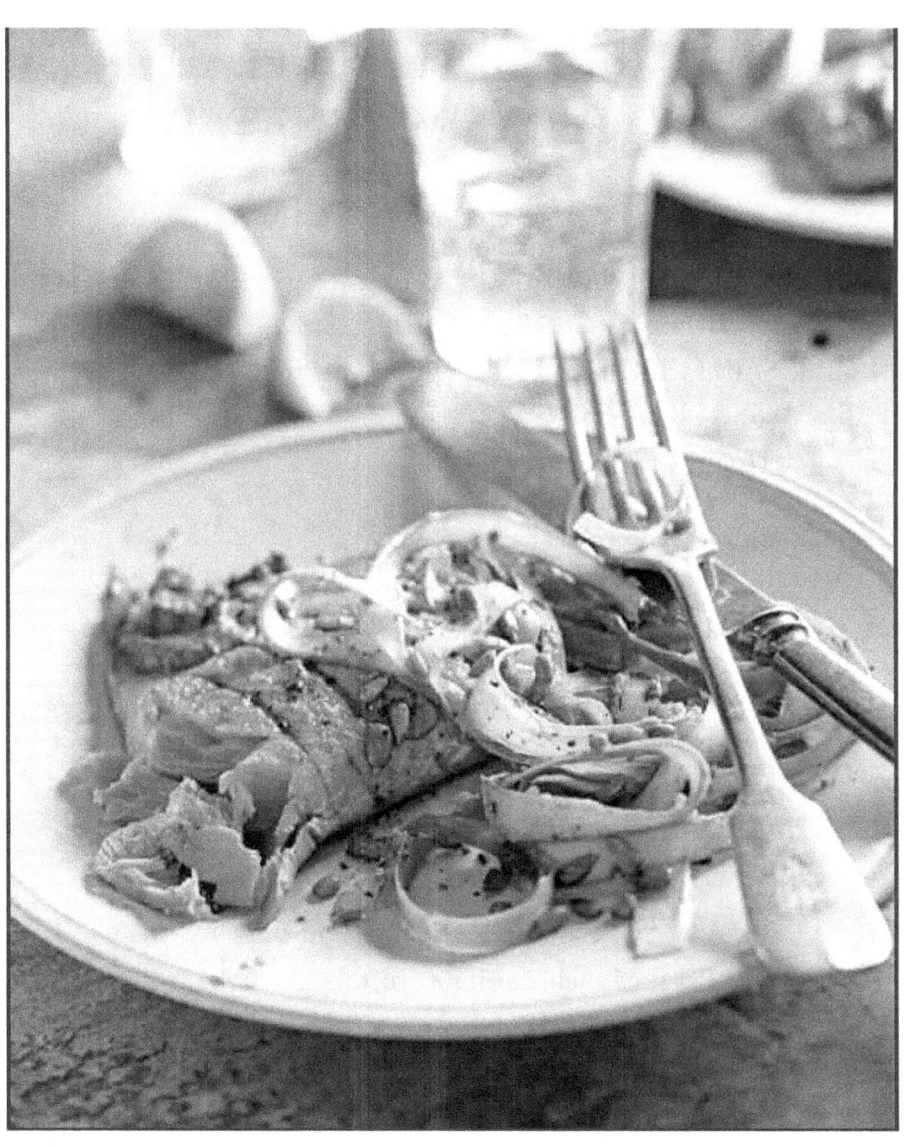

BRADÁN GRILLED LE SAILÉAD CROÍ ARTICHOKE MARINATED

ULLMHAIGH: 20 nóiméad Grill: 12 nóiméad Déan: 4 riar

IS MINIC A BHÍONN NA HUIRLISÍ IS FEARR AG CAITHEAMH SAILÉADTÁ DO LÁMHA. IS FEARR AN LEITÍS TAIRISCEANA AGUS NA BLIOSÁIN MHEILTE A IONCHORPRÚ GO COTHROM SA SAILÉAD SEO LE LÁMHA GLANA.

Filléid bradán úr nó reoite 4 6-unsa

Pacáiste 1 9-unsa croíthe bhliosán gréine, leáite agus draenáilte

5 spúnóg bhoird de ola olóige

2 spúnóg bhoird sailéid mionghearrtha

1 tablespoon craiceann líomóide grátáilte go mín

¼ cupán sú líomóide úr

3 spúnóg bhoird oregano úr mionghearrtha

½ teaspoon piobar dubh freshly meilte

1 spúnóg bhoird de seasoning Meánmhara (féach<u>Oideas</u>)

Sailéad leanbh measctha 1 5-unsa

1. Leáigh iasc, má tá sé reoite. nigh iasc; tirim le tuáillí páipéir. Cuir an t-iasc ar leataobh.

2. I mbabhla meánach, caith na croíthe artichoke le 2 spúnóg bhoird d'ola olóige; chur ar leataobh. I mbabhla mór, le chéile 2 spúnóg bhoird ola olóige, sailéid, zest líomóide, sú líomóide, agus oregano; chur ar leataobh.

3. Le haghaidh grill gualaigh nó gáis, cuir na croíthe artichoke i gciseán grill agus grill go díreach os cionn teas meánach. Clúdaigh agus grill ar feadh 6 go 8 nóiméad nó go dtí go charred nicely agus téite tríd, corraigh go minic. Bain na bliosáin as an grill. Lig fionnuar ar feadh 5 nóiméad, ansin

cuir an meascán bhliosán gréine agus seallóid. Séasúr le piobar; caith go cóta. Cuir ar leataobh.

4. Scuab bradán leis an 1 tablespoon eile ola olóige; Sprinkle le spíosraí na Meánmhara. Cuir bradán ar raca grill, taobhanna saillte síos, díreach os cionn teas meánach. Clúdaigh agus grill ar feadh 6 go 8 nóiméad nó go dtí go dtosaíonn iasc a calóg nuair a thástáil le forc, casadh go cúramach uair amháin leath bealaigh tríd an grilling.

5. Cuir an sailéad leis an mbabhla le bliosáin marinated; go réidh toss a cóta. Freastal sailéad le bradán grilled.

BRADÁN SILE-SAGE FLASH-RÓSTA LE SALSA TRÁTAÍ GLASA

ULLMHAIGH: 35 nóiméad Chill: 2 go 4 uair an chloig Rósta: 10 nóiméad Déan: 4 riar

TAGRAÍONN "FLASH-RÓSTA" DON TEICNÍCTEAS FRIOCHTÁN TIRIM SAN OIGHEANN AG TEOCHT ARD, CUIR BEAGÁN OLA LEIS AN IASC, SICÍN NÓ FEOIL (BEIDH SÉ SIZZLE!), ANSIN CRÍOCHNAIGH AN MHIAS SAN OIGHEANN. LAGHDAÍONN FLASH-RÓSTA AN T-AM CÓCAIREACHTA AGUS CRUTHAÍONN SÉ SCREAMH CRISPY BLASTA AR AN TAOBH AMUIGH - AGUS TAOBH ISTIGH SÚITEACH, BLASMHAR.

BRADÁN
- 4 5- go 6-unsa filléid bradán úr nó reoite
- 3 spúnóg bhoird de ola olóige
- ¼ cupán oinniún mionghearrtha
- 2 clóibh gairleog, scafa agus mionghearrtha
- 1 tablespoon lus an choire talún
- 1 teaspoon cumin talún
- 2 taespúnóg paprika milis
- 1 teaspoon oregano triomaithe, brúite
- ¼ teaspoon piobar cayenne
- ⅓ cupán sú líomóide úr
- 1 spúnóg bhoird de saoi úr mionghearrtha

SALSA TRÁTAÍ GLAS
- 1½ cupán diced trátaí glas daingean
- ⅓ cupán oinniún dearg mionghearrtha
- 2 spúnóg bhoird lus an choire úr mionghearrtha
- 1 jalapeño, síolaithe agus mionghearrtha (féach leid)
- 1 clove gairleog, mionghearrtha
- ½ teaspoon cumin talún

¼ teaspoon púdar Chili

2 go 3 spúnóg bhoird de sú líomóide úr

1. Leáigh iasc, má tá sé reoite. nigh iasc; tirim le tuáillí páipéir. Cuir an t-iasc ar leataobh.

2. Le haghaidh greamaigh chile-sage, i sáspan beag le chéile 1 spúnóg bhoird de ola olóige, oinniún agus gairleog. Cook thar teas meánach ar feadh 1 go 2 nóiméad nó go dtí go cumhra. Corraigh i lus an choire agus cumin; cócaireacht agus corraigh ar feadh 1 nóiméad. Corraigh i paprika, oregano, agus piobar cayenne; cócaireacht agus corraigh ar feadh 1 nóiméad. Cuir sú líomóide agus saoi; cócaireacht agus corraigh ar feadh thart ar 3 nóiméad nó díreach go dtí go foirmeacha taos réidh; fionnuar.

3. Ag baint úsáide as do mhéara, cóta an dá thaobh de na filléid le greamaigh chile-sage. Cuir iasc i mias gloine nó neamh-imoibríoch; clúdach go docht le wrap plaisteach. Refrigerate ar feadh 2 go 4 uair an chloig.

4. Idir an dá linn, le haghaidh salsa, i mbabhla meánach le chéile trátaí, oinniún, cilantro, jalapeño, gairleog, cumin agus púdar chili. Maith a mheascadh. Sprinkle le sú líomóide; caith go cóta.

4. Ag baint úsáide as spatula rubair, scríob an oiread greamaigh agus is féidir leat as an mbradán. Bain greamaigh.

5. Cuir scilléad iarainn theilgthe mór breise san oigheann. Déan an oigheann a réamhthéamh go 500° F. Déan an t-oigheann roimh ré le friochtán.

6. Bain skillet te ón oigheann. Doirt 1 spúnóg bhoird d'ola olóige isteach sa phanna. Pan leid chun bun an friocháin a chlúdach le hola. Cuir an filléad sa friochadh, taobh craiceann síos. Scuab bairr filléid leis an 1 spúnóg bhoird eile d'ola olóige.

7. Bradán rósta thart ar 10 nóiméad nó go dtí go dtosaíonn iasc ag scealpadh nuair a thástáiltear iad le forc. Freastal ar iasc le salsa.

BRADÁN RÓSTA AGUS ASPARAGUS EN PAPILLOT LE PESTO LÍOMÓID-CHNÓNNA

ULLMHAIGH:20 nóiméad Rósta: 17 nóiméad Déan: 4 riar

CIALLAÍONN CÓCAIREACHT "EN PAPILLOT" GO SIMPLÍ CÓCAIREACHT AR PHÁIPÉAR.IS BEALACH ÁLAINN É CÓCAIREACHT AR GO LEOR CÚISEANNA. GALANN NA HÉISC AGUS NA GLASRAÍ SA PHACÁISTE PÁR, SÉALAITHE I SÚNNA, BLAS, AGUS COTHAITHIGH - AGUS NÍL AON PHOTAÍ AGUS PANNAÍ LE NIGH INA DHIAIDH SIN.

Filléid bradán úr nó reoite 4 6-unsa
1 cupán duilleoga basil úra pacáilte go héadrom
1 cupán duilleoga peirsil úr pacáilte go héadrom
½ cupán cnónna coill, tósta*
5 spúnóg bhoird de ola olóige
1 teaspoon craiceann líomóide grátáilte go mín
2 spúnóg bhoird sú líomóide úr
1 clove gairleog, mionghearrtha
1 punt asparagus lean, bearrtha
4 spúnóg bhoird de fhíon bán tirim

1. Leáigh bradán, má reoitear é. nigh iasc; tirim le tuáillí páipéir. Preheat an oigheann go 400°F.

2. Le haghaidh pesto, cuir basil, peirsil, cnónna coill, ola olóige, zest líomóide, sú líomóide agus gairleog le chéile i cumascóir nó i bpróiseálaí bia. Clúdaigh agus cumasc nó próiseáil go dtí go réidh; chur ar leataobh.

3. Gearr ceithre chearnóg 12-orlach de pháipéar pár. I gcás gach paicéad, cuir filléad bradán i lár cearnóg pár. Barr le ceathrú de na asparagus agus 2 go 3 spúnóg pesto; Ceobhrán le 1 spúnóg fíona. Tabhair suas dhá thaobh urchomhaireacha den pháipéar pár agus fillte an t-iasc cúpla uair. Fill foircinn an phár lena shéalú. Déan arís chun trí phacáiste eile a dhéanamh.

4. Rósta ar feadh 17 go 19 nóiméad nó go dtí go dtosóidh an t-iasc ag scealpadh nuair a thástáiltear é le forc (paicéad oscailte go cúramach le hiontas a sheiceáil).

*Leid: Chun cnónna coill a thósta, réamhthéigh an t-oigheann go 350°F. Scaip na cnónna i sraith amháin i tráidire bácála éadomhain. Bácáil ar feadh 8 go 10 nóiméad nó go dtí go bhfuil tósta éadrom, corraigh uair amháin le haghaidh fiú toasting. Cnónna fionnuar go héasca. Cuir cnónna te ar tuáille cistine glan; rub leis an tuáille a bhaint as an craiceann scaoilte.

BRADÁN SPÍOSRA-CHUIMILTE LE ANLANN MUISIRIÚN-ÚLL

TÚS GO DEIREADH:40 nóiméad Déan: 4 riar

AN FILLÉAD BRADÁN SEO AR FADAR A BHARR LE MEASCÁN DE MUISIRIÚIN SAUTÉED, SAILOT, SLISNÍ ÚLL DEARG-CRAICEANN - AGUS A SHEIRBHEÁIL AR LEABA DE SPIONÁISTE ÉADROM-UAINE - A DHÉANANN MIAS MÓRTHAIBHSEACH CHUN FREASTAL AR AÍONNA.

1 1½ punt filléad bradán iomlán úr nó reoite, craiceann air
1 teaspoon síolta finéal, brúite go mín*
½ teaspoon saoi triomaithe, brúite
½ teaspoon lus an choire
¼ teaspoon mustaird tirim
¼ teaspoon piobar dubh
2 spúnóg bhoird de ola olóige
1½ cupán beacáin cremini úra, ceathrúna
1 sailéad meánach, slisnithe go han-tanaí
1 úll beag cócaireachta, ceathrúna, croíthe agus slisnithe go tanaí
¼ cupán fíon bán tirim
4 cupáin spionáiste úr
Spríoga beaga de saoi úr (roghnach)

1. Leáigh bradán, má reoitear é. Preheat an oigheann go 425°F. Líne bileog mhór bácála le pár; chur ar leataobh. nigh iasc; tirim le tuáillí páipéir. Cuir bradán, taobh an chraicinn síos, ar bhileog bácála ullmhaithe. I mbabhla beag, le chéile síolta finéal, ½ teaspoon saoi triomaithe, lus an choire, mustaird agus piobar. Sprinkle go cothrom thar bradán; rub leis na méara.

2. Déan tiús iasc a thomhas. Bradán rósta ar feadh 4 go 6 nóiméad in aghaidh an ½ orlach ar tiús nó go dtí go dtosaíonn an t-iasc ag calcadh nuair a scrúdaítear é le forc.

3. Idir an dá linn, le haghaidh anlann uile, teas an ola olóige thar theas meánach i sciléad mór. Cuir beacáin agus sailéid; cócaireacht ar feadh 6 go 8 nóiméad nó go dtí go bhfuil na beacáin tairisceana agus tosú ag donn, corraigh uaireanta. Cuir úlla; clúdach agus cócaráil agus corraigh ar feadh 4 nóiméad eile. Cuir fíon go cúramach. Cook, gan chlúdach, ar feadh 2 go 3 nóiméad nó go dtí go bhfuil slices úll díreach tairisceana. Ag baint úsáide as spúnóg slotáilte, aistrigh an meascán muisiriún chuig babhla meánach; clúdach a choinneáil te.

4. Sa friochadh céanna, cócaigh an spionáiste ar feadh 1 nóiméad nó go dtí go bhfuil an spionáiste díreach wilted, corraigh i gcónaí. Roinn an spionáiste idir ceithre phláta riar. Gearr an filléad bradán i gceithre chuid chothroma, gearrtha ar an gcraiceann, ach ní tríd. Bain úsáid as spatula mór chun codanna bradán a ardú ón gcraiceann; Cuir cuid bradán ar spionáiste ar gach pláta. Meascán muisiriún spúnóg go cothrom thar bradán. Más mian leat, garnish le saoi úr.

*Leid: Bain úsáid as moirtéal agus meilte pestle nó spíosraí chun na síolta finéal a bhrú go mín.

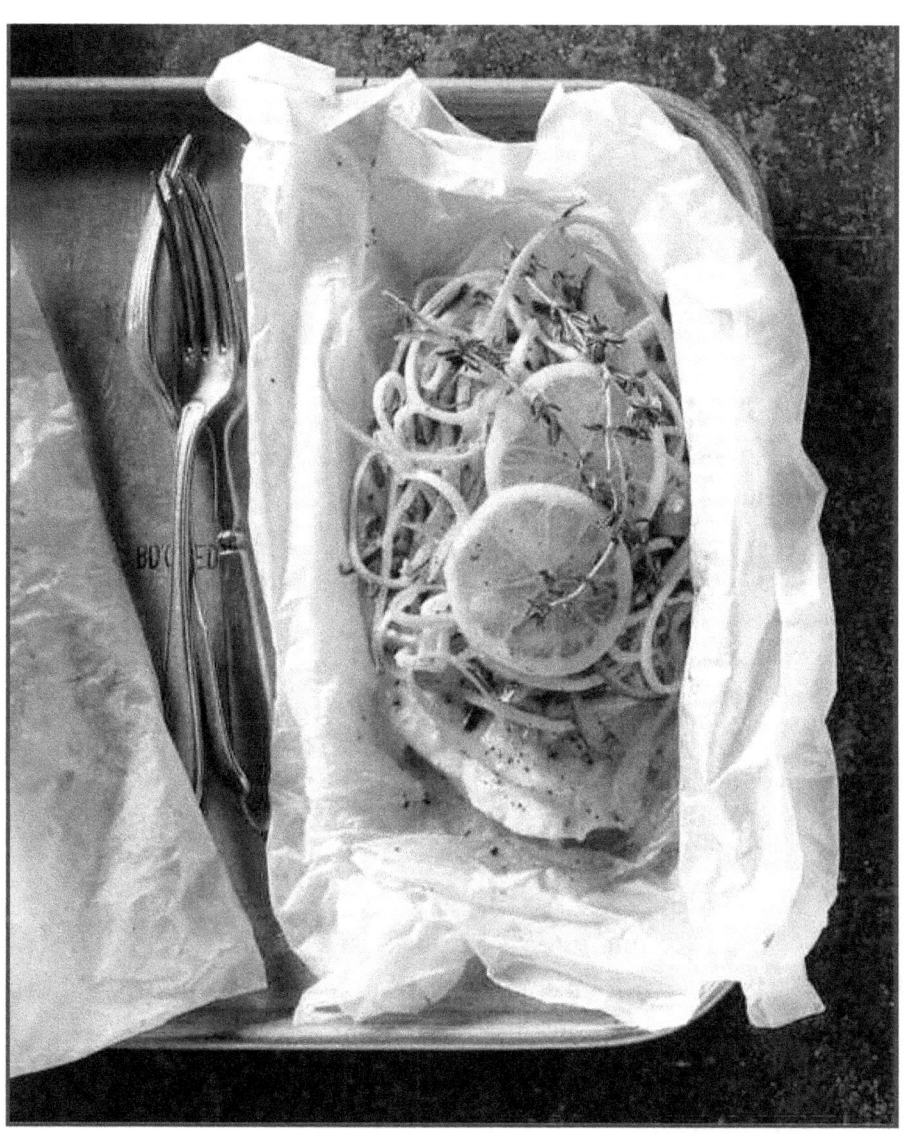

SOLE EN PAPILLOTE LE GLASRAÍ JULIENNE

ULLMHAIGH:30 nóiméad Bácáil: 12 nóiméad Déan: 4 riarGRIANGHRAF

IS FÉIDIR LEAT CINNTE GLASRAÍ JULIENNELE SCIAN CÓCAIRE GÉAR MAITH, ACH TÓGANN SÉ AN-AM. A JULIENNE PEELER (FÉACH"TREALAMH") DÉANANN SÉ STIALLACHA FADA, TANAÍ, COMHSHEASMHACHA DE GHLASRAÍ A CHRUTHÚ.

4 6-unsa boinn úr nó reoite, flounder nó filléid iasc geal daingean eile

1 zucchini, gearrtha julienne

1 cairéad mór, gearrtha julienne

½ de oinniún dearg, julienne gearrtha

2 trátaí Roma, síolaithe agus mionghearrtha

2 clóibh gairleog, mionghearrtha

1 spúnóg bhoird ola olóige

½ teaspoon piobar dubh

1 líomóid, gearrtha i 8 slices tanaí, síolta a bhaint

8 sprigí de thyme úr

4 taespúnóg de ola olóige

¼ cupán fíon bán tirim

1. Leáigh iasc, má tá sé reoite. Preheat an oigheann go 375°F. I mbabhla mór, le chéile zucchini, cairéad, oinniún, trátaí agus gairleog. Cuir 1 spúnóg bhoird de ola olóige agus ¼ teaspoon piobar leis; maith a chur le chéile. Cuir glasraí ar leataobh.

2. Gearr ceithre chearnóg 14-orlach de pháipéar pár. nigh iasc; tirim le tuáillí páipéir. Cuir filléad i lár gach cearnóige. Sprinkle leis an ¼ teaspoon piobar atá fágtha. Socraigh glasraí, slices líomóide, sprigs thyme ar bharr filléad,

roinnt go cothrom. Caith gach ciseal le 1 teaspoon ola olóige agus 1 tablespoon fíon bán.

3. Ag obair le paicéad amháin ag an am, tabhair suas dhá thaobh urchomhaireacha an phárpháipéir agus fillte an t-iasc arís agus arís eile. Fill foircinn an phár lena shéalú.

4. Socraigh paicéid ar bhileog mhór bácála. Bácáil ar feadh thart ar 12 nóiméad nó go dtí go dtosóidh an t-iasc ag scealpadh nuair a thástáiltear é le forc (paicéad oscailte go cúramach le seiceáil an bhfuil tú sásta).

5. Chun freastal, cuir gach paicéad ar phláta dinnéar; pacáistí a oscailt go cúramach.

TACOS ÉISC ARUGULA PESTO LE UACHTAR AOIL TOITEACH

ULLMHAIGH: Grill 30 Nóiméad: 4 go 6 nóiméad in aghaidh ½ orlach de thiús Déan: 6 riar

IS FÉIDIR LEAT SALANN A CHUR IN IONAD TROSC- ACH NÍ TILAPIA. AR AN DROCHUAIR TÁ TILAPIA AR CHEANN DE NA ROGHANNA IS MEASA MAIDIR LE HÉISC. TÁ SÉ BEAGNACH GO HUILÍOCH FEIRME ARDAITHE AGUS GO MINIC FAOI CHOINNÍOLLACHA UAFÁSACH - MAR SIN TÁ TILAPIA BEAGNACH I NGACH ÁIT, BA CHÓIR É A SHEACHAINT.

4 4- go 5-unsa filléid aonair úr nó reoite, thart ar ½ orlach ar tiús

1 Oideas Arugula Pesto (féach Oideas)

½ cupán uachtar caisiú (féach Oideas)

1 teaspoon Séasúr Toiteach (féach Oideas)

½ teaspoon craiceann aoil grátáilte go mín

12 duilleoga leitís ceann im

1 avocado aibí, leath, síolaithe, scafa agus slisnithe go tanaí

1 cupán trátaí mionghearrtha

¼ cupán cilantro úr mionghearrtha

1 líomóid, gearrtha i slices

1. Leáigh iasc, má tá sé reoite. nigh iasc; tirim le tuáillí páipéir. Cuir an t-iasc ar leataobh.

2. Cuimil cuid den arugula pesto ar an dá thaobh den iasc.

3. Le haghaidh grill gualaigh nó gáis, cuir iasc ar raca greased go díreach os cionn teas meánach. Clúdaigh agus grill ar feadh 4 go 6 nóiméad nó go dtí go dtosaíonn an t-iasc a calóg nuair a thástáil le forc, casadh uair amháin leath bealaigh tríd an grilling.

4. Idir an dá linn, le haghaidh Uachtar Aoil Toiteach, i mbabhla beag cuir an t-uachtar caisiú, Smoky Seasoning agus zest aoil le chéile.

5. Bris an t-iasc ina phíosaí le forc. Líon na duilleoga ceann ime le héisc, slisní avocado, agus trátaí; sprinkle le cilantro. Tacos Ceobhrán le Uachtar Aoil Toitithe. Freastal le dingeacha aoil chun brú thar tacos.

AONAIR CRUSTED ALMOND

ULLMHAIGH: 15 nóiméad Cócaire: 3 nóiméad Déan: 2 riar

JUST A PLÚR ALMOND BEAGCRUTHAÍONN SÉ SCREAMH DEAS AR AN IASC PAN-FRIOCHTA SEO ATÁ THAR A BHEITH GASTA AGUS É AG FREASTAL AIR LE MAONÁIS UACHTAR DILLED AGUS LÍOMÓID ÚR BRÚ.

Filléad aonair úr nó reoite 12 unsa
1 spúnóg bhoird líomóid-luibh (féach Oideas)
¼ go ½ teaspoon piobar dubh
⅓ plúr almond cupán
2 go 3 spúnóg bhoird d'ola olóige
¼ cupán paleo mayo (féach Oideas)
1 teaspoon dill úr mionghearrtha
Sliseanna líomóide

1. Leáigh iasc, má tá sé reoite. nigh iasc; tirim le tuáillí páipéir. I mbabhla beag, corraigh na spíosraí líomóid-luibh agus piobar le chéile. Cóta an dá thaobh den filléad le meascán spíosraí, ag brú go héadrom chun cloí. Scaip plúr almond ar phláta mór. Dredge taobh amháin de gach filléad sa plúr almond, brú go héadrom chun cloí.

2. I sciléad mór, teas go leor ola chun an uileán a chótáil thar mheánteas. Cuir iasc, taobhanna brataithe síos. Cook ar feadh 2 nóiméad. Déan iasc a iompú go cúramach; cócaráil thart ar 1 nóiméad eile nó go dtí go dtosóidh an t-iasc ag calcadh nuair a thástáiltear é le forc.

3. Le haghaidh anlann, corraigh paleo mayo agus dill le chéile i mbabhla beag. Freastal ar iasc le anlann agus slices líomóide.

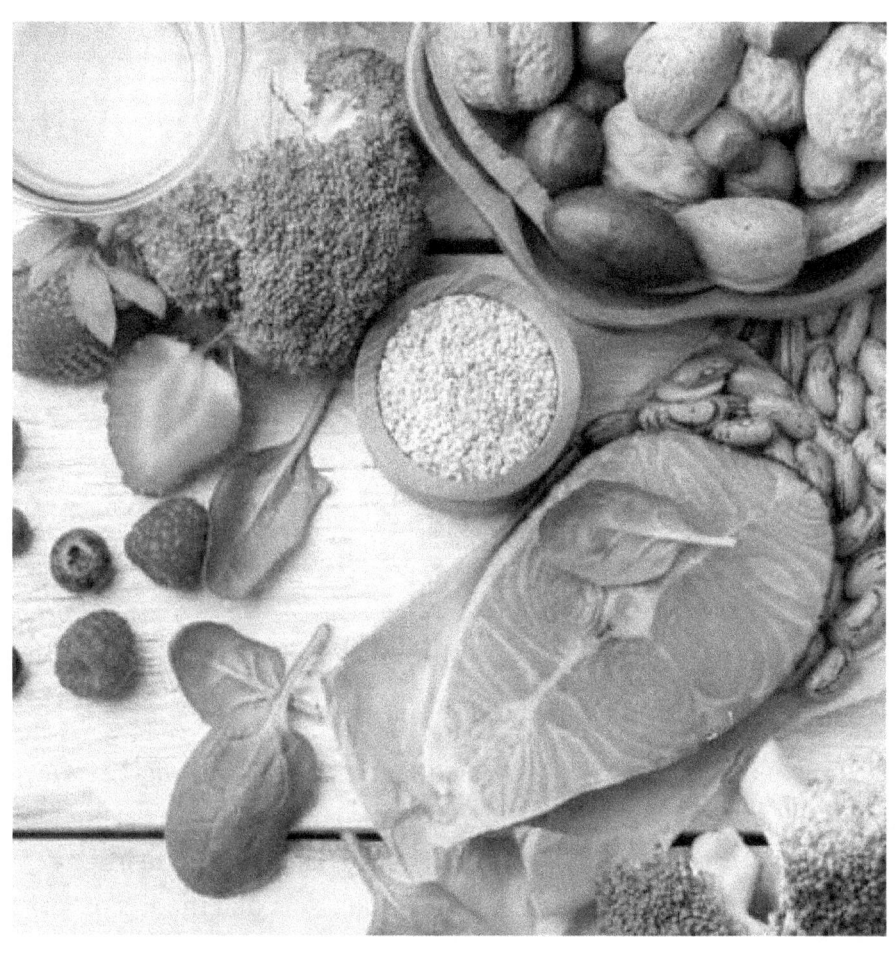

PAICÉID TROSC GRILLED AGUS ZUCCHINI LE ANLANN MANGO-BASIL SPICY

ULLMHAIGH: 20 nóiméad Grill: 6 nóiméad Déan: 4 riar

1 go 1½ punt trosc úr nó reoite, ½ go 1 orlach tiubh
4 píosa 24-orlach-fada de scragall 12-orlach ar leithead
1 zucchini meánach, gearrtha i stiallacha julienne
Spíosraí líomóid-luibh (féachOideas)
¼ cupán chipotle paleo mayo (féachOideas)
1 go 2 spúnóg bhoird mango aibí íonaithe*
1 tablespoon úr aoil nó sú líomóide nó fínéagar fíon ríse
2 spúnóg bhoird de basil úr mionghearrtha

1. Leáigh iasc, má tá sé reoite. nigh iasc; tirim le tuáillí páipéir. Gearr iasc i gceithre chuid.

2. Fill gach píosa scragall ina dhá leath chun cearnóg 12-orlach ar thiús dúbailte a chruthú. Cuir cuid éisc i lár cearnóg scragall. Barr le ceathrú de na zucchini. Sprinkle le líomóid-luibh seasoning. Tabhair suas dhá thaobh os coinne an scragall agus huaire thar na zucchini agus iasc arís agus arís eile. Fill foircinn an scragall. Déan arís chun trí phacáiste eile a dhéanamh. Le haghaidh anlann, corraigh i mbabhla beag chipotle paleo mayo, mango, sú líomóide, agus basil; chur ar leataobh.

3. Le haghaidh grill gualaigh nó grill gáis, cuir paicéid ar an raca grill oiled go díreach os cionn teas meánach. Clúdaigh agus grill ar feadh 6 go 9 nóiméad nó go dtí go dtosaíonn iasc a calóg nuair a thástáil le forc agus zucchini briosc-tairisceana (paicéad oscailte go cúramach chun tástáil le

haghaidh doneness). Ná pacáiste nuair a grilling. Barr gach riar le anlann.

* Leid: Le haghaidh puree mango, i cumascóir le chéile ¼ cupán mango mionghearrtha agus 1 tablespoon uisce. Clúdaigh agus cumasc go dtí go réidh. Cuir aon mango íonghlan atá fágtha le smoothie.

TROSC RIESLING-POACHED LE TRÁTAÍ PESTO-STUFFED

ULLMHAIGH: 30 nóiméad Cócaire: 10 nóiméad Déan: 4 riar

1 go 1½ punt filléid trosc úr nó reoite, thart ar 1 orlach tiubh
4 trátaí Roma
3 spúnóg basil pesto (féach<u>Oideas</u>)
¼ teaspoon piobar dubh scáinte
1 cupán Riesling tirim nó Sauvignon Blanc
1 sprig thyme úr nó ½ teaspoon thyme triomaithe, brúite
1 duilleog bhá
½ cupán uisce
2 spúnóg gairleog mhionaithe
Sliseanna líomóide

1. Leáigh iasc, má tá sé reoite. Gearr trátaí i leath go cothrománach. Scoop amach na síolta agus cuid den fheoil. (Más gá do na trátaí suí cothrom, gearr slice an-tanaí ón deireadh, bí cúramach gan poll a dhéanamh i mbun an trátaí.) Cuir an pesto isteach i ngach leath de na trátaí; sprinkle le piobar mionghearrtha; chur ar leataobh.

2. Sruthlaigh iasc; tirim le tuáillí páipéir. Gearr iasc i gceithre phíosa. Cuir ciseán galtán i bpanna róstadh mór le clúdach daingean. Cuir thart ar ½ orlach uisce leis an bpanna. Beir chun boil; teas a laghdú go meánach. Cuir na trátaí, gearrtha taobhanna suas, leis an gciseán. Clúdaigh agus gal ar feadh 2 go 3 nóiméad nó go dtí go téite tríd.

3. Bain trátaí go pláta; clúdach a choinneáil te. Bain ciseán galtán ó skillet; Tabhair uisce. Cuir fíon, tím, báile agus an ½ cupán uisce leis an bpanna. Beir chun boil; teas a laghdú go dtí meán-íseal. Cuir an t-iasc agus an gairleog

leis. Suanbhruith, clúdaithe, ar feadh 8 go 10 nóiméad nó go dtí go dtosaíonn an t-iasc a calóg nuair a proceded le forc.

4. Ceobhrán iasc le cuid den leacht póitseála. Freastal ar an iasc le trátaí stuffed pesto agus slisní líomóide.

TROSC PISTÉISE BRISTE-CILANTRO-CRUSTED THAR PRÁTAÍ MILSE BRISTE

ULLMHAIGH:20 nóiméad Boil: 10 nóiméad Broil: 4 go 6 nóiméad in aghaidh ½ orlach tiús Déan: 4 riar

- 1 go 1½ punt trosc úr nó reoite
- Ola olóige nó ola cnó cócó scagtha
- 2 spúnóg meilte pistachios, pecans nó almóinní
- 1 gealacán uibhe
- ½ teaspoon craiceann líomóide grátáilte go mín
- 1½ punt prátaí milse, scafa agus gearrtha i smután
- 2 clóibh de garlic
- 1 spúnóg bhoird d'ola cnó cócó
- 1 spúnóg bhoird de sinséar úr grátáilte
- ½ teaspoon cumin talún
- ¼ cupán bainne cnó cócó (cosúil le Nature's Way)
- 4 taespúnóg cilantro pesto nó basil pesto (féachOidis)

1. Leáigh iasc, má tá sé reoite. Preheat broiler. Raca ola de phanna broiler. I mbabhla beag, le chéile cnónna talún, whites ubh, agus craiceann líomóid; chur ar leataobh.

2. Le haghaidh na bprátaí milse brúite, cócaráil an práta milis agus an gairleog i bpota meánach i ndóthain uisce fiuchphointe lena chlúdach ar feadh 10 go 15 nóiméad nó go dtí go bog é. taosc ; filleadh prátaí milse agus gairleog go dtí an sáspan. Le masher prátaí, mash prátaí milse. Corraigh i 1 spúnóg bhoird ola cnó cócó, ginger agus cumin. Mash i mbainne cnó cócó go dtí go éadrom agus clúmhach.

3. Sruthlaigh iasc; tirim le tuáillí páipéir. Gearr iasc ina cheithre phíosa agus cuir ar raca neamhthéite ullmhaithe

de phanna broiler. Tuck faoi gach imill tanaí. Scaip gach píosa le cilantro pesto. Cuir an meascán cnó ar pesto agus scaip go réidh é. Iasc broil 4 orlach ó theas ar feadh 4 go 6 nóiméad in aghaidh an ½ orlach tiús nó go dtí go dtosaíonn iasc a flake nuair a thástáil le forc, a chlúdaíonn le scragall le linn broiling má thosaíonn sciath a dhó. Freastal ar iasc le prátaí milse.

TROSC ROSEMARY-AGUS-TANGERINE LE BROCAILÍ RÓSTA

ULLMHAIGH:Marinate 15 nóiméad: suas le 30 nóiméad Bácáil: 12 nóiméad Déan: 4 riar

- 1 go 1½ punt trosc úr nó reoite
- 1 teaspoon craiceann tangerine grátáilte go mín
- ½ cupán tangerine úr nó sú oráiste
- 4 spúnóg bhoird de ola olóige
- 2 taespúnóg Rosemary úr mionghearrtha
- ¼ go ½ teaspoon piobar dubh scáinte
- 1 teaspoon craiceann tangerine grátáilte go mín
- 3 cupáin brocailí florets
- ¼ teaspoon piobar dearg brúite
- Slices tangerine, síolta a bhaint

1. Déan an oigheann a théamh go 450°F. Leáigh iasc, má tá sé reoite. nigh iasc; tirim le tuáillí páipéir. Gearr iasc i gceithre chuid. Tomhais tiús an éisc. I mias éadomhain, le chéile craiceann tangerine, sú tangerine, 2 spúnóg bhoird ola olóige, Rosemary agus piobar dubh; cuir iasc. Clúdaigh agus marinate i refrigerator ar feadh suas le 30 nóiméad.

2. I mbabhla mór, caith an brocailí leis an 2 spúnóg bhoird eile d'ola olóige agus an piobar dearg brúite. Cuir i mias bácála 2-quart.

3. Scuab go héadrom mias bácála éadomhain le hola olóige breise. Taosc an t-iasc, cuir marinade in áirithe. Cuir an t-iasc sa phanna, ag brú faoi gach imill tanaí. Cuir iasc agus brocailí san oigheann. Bácáil brocailí ar feadh 12 go 15 nóiméad nó go dtí go bhfuil siad brioscach, corraigh uair amháin leath bealaigh tríd an chócaireacht. Bácáil an t-iasc ar feadh 4 go 6 nóiméad in aghaidh an ½ orlach de

thiús na n-iasc nó go dtí go dtosaíonn iasc ag calóga nuair a thástáiltear iad le forc.

4. I sáspan beag, tabhair marinade forchoimeádta chun boil; cócaireacht ar feadh 2 nóiméad. Ceobhrán an marinade thar an iasc bruite. Freastal ar iasc le slices brocailí agus tangerine.

FILLTE SAILÉAD TROSC CURRIED LE RAIDIS PICILTE

ULLMHAIGH:20 nóiméad Seas: 20 nóiméad Cócaire: 6 nóiméad Déan: 4 riar GRIANGHRAF

1 phunt filléid trosc úr nó reoite
6 raidisí, grátáilte go garbh
6 go 7 spúnóg bhoird de fhínéagar leann úll
½ teaspoon piobar dearg brúite
2 spúnóg bhoird ola cnó cócó neamhscagtha
¼ cupán im almond
1 clove gairleog, mionghearrtha
2 teaspoon ginger grátáilte go mín
2 spúnóg bhoird de ola olóige
1½ go 2 thaespúnóg púdar curaí gan salann
4 go 8 duilleoga leitís ceann im nó duilleoga leitís duille
1 piobar milis dearg, gearrtha i stiallacha julienne
2 spúnóg bhoird lus an choire úr mionghearrtha

1. Leáigh iasc, má tá sé reoite. I mbabhla meánach, cuir raidis le chéile, 4 spúnóg fínéagar agus ¼ teaspoon piobar dearg brúite; Lig seasamh ar feadh 20 nóiméad, corraigh ó am go chéile.

2. Maidir leis an anlann im almond, i sáspan beag, leá an ola cnó cócó os cionn teas íseal. Corraigh i im almond go dtí go réidh. Corraigh i gairleog, ginger, agus fágtha ¼ teaspoon piobar dearg brúite. Bain as teas. Cuir an 2 go 3 spúnóg eile de fhínéagar leann úll leis, corraigh go dtí go réidh; chur ar leataobh. (Ramhóidh anlann beagán má chuirtear fínéagar leis.)

3. Sruthlaigh iasc; tirim le tuáillí páipéir. I bhfriochtán mór, teas an ola olóige agus an púdar curaí thar teas meánach.

Cuir iasc; cócaráil ar feadh 3 go 6 nóiméad nó go dtí go dtosaíonn an t-iasc ag scealpadh nuair a dhéantar tástáil air le forc, ag casadh uair amháin leath bealaigh tríd an chócaireacht. Le dhá forcanna, iasc flake go maith.

4. Drain raidis; Bain marinade. Cuir cuid de na héisc, stiallacha piobar milis, meascán raidis agus anlann im almond isteach i ngach duilleog leitís. Sprinkle le cilantro. Wrap an leathán thart ar an líonadh. Más mian leat, slán an wraps le toothpicks adhmaid.

CADÓG GRILLED LE LÍOMÓID AGUS FINÉAL

ULLMHAIGH:25 nóiméad Rósta: 50 nóiméad Déan: 4 riar

TÁ CADÓG, MANGACH, AGUS TROSC AR FADFLESH BÁN DAINGEAN BLAISTITHE. TÁ SIAD IDIRMHALARTAITHE I BHFORMHÓR NA N-OIDIS, LENA N-ÁIRÍTEAR AN MHIAS SIMPLÍ SEO D'IASC AGUS GLASRAÍ BÁCÁILTE LE LUIBHEANNA AGUS FÍON.

- 4 6-unsa cadóg úr nó reoite, mangach, nó filléid trosc, timpeall ½ orlach ar tiús
- 1 bolgán mór finéal, croíleagtha agus slisnithe, frónaí curtha in áirithe agus mionghearrtha
- 4 cairéad mheán, leath go hingearach agus gearrtha i bpíosaí 2- go 3-orlach ar fad
- 1 oinniún dearg, leath agus slisnithe
- 2 clóibh gairleog, mionghearrtha
- 1 líomóid, slisnithe go tanaí
- 3 spúnóg bhoird de ola olóige
- ½ teaspoon piobar dubh
- ¾ cupán fíon bán tirim
- 2 spúnóg bhoird peirsil úr mionghearrtha
- 2 spúnóg bhoird duilleoga finéal úr mionghearrtha
- 2 taespúnóg craiceann líomóide grátáilte go mín

1. Leáigh iasc, má tá sé reoite. Preheat an oigheann go 400°F. I mias bácála cearnach 3-ceathrú, le chéile finéal, cairéid, oinniún, gairleog agus slices líomóide. Ceobhrán le 2 spúnóg bhoird de ola olóige agus sprinkle le ¼ teaspoon piobar; caith go cóta. Doirt an fíon isteach sa bhabhla. Clúdaigh an mhias le scragall.

2. Rósta ar feadh 20 nóiméad. faigh amach ; meascán glasraí corraigh. Rósta ar feadh 15 go 20 nóiméad níos mó nó go

dtí go bhfuil na glasraí crispy-tairisceana. Corraigh meascán glasraí. Sprinkle iasc le ¼ teaspoon piobar atá fágtha; Cuir iasc ar mheascán glasraí. Ceobhrán leis an 1 tablespoon ola olóige atá fágtha. Rósta ar feadh thart ar 8 go 10 nóiméad nó go dtí go dtosaíonn an t-iasc ag calóg nuair a thástáiltear iad le forc.

3. I mbabhla beag, cuir le chéile peirsil, frónaí finéal, agus zest líomóide. Le riar, roinn an meascán éisc agus glasraí idir na plátaí freastail. Súnna pan spúnóg thar iasc agus glasraí. Sprinkle le meascán peirsil.

SNAPPER PECAN-CRUSTED LE REMOULADE AGUS CAJUN-STYLE OKRA AGUS TRÁTAÍ

ULLMHAIGH:1 uair Cócaire: 10 nóiméad Bácáil: 8 nóiméad Déan: 4 riar

AN MHIAS IASC CUIDEACHTA-FIÚTÓGANN SÉ BEAGÁN AMA LE DÉANAMH, ACH IS FIÚ É MAR GHEALL AR NA BLASANNA SAIBHIR. IS FÉIDIR AN REMOULADE - ANLANN MAONÁIS-BHUNAITHE SPIKED LE MUSTAIRD, LÍOMÓID, AGUS CAJUN SEASONING AGUS CONFETTIED LE PIOBAIR MILIS DEARG MIONGHEARRTHA, ÚLLA, AGUS PEIRSIL - A DHÉANAMH LÁ ROIMH RÉ AGUS CUISNITHE.

- 4 spúnóg bhoird de ola olóige
- ½ cupán pecans mionghearrtha
- 2 spúnóg bhoird peirsil úr mionghearrtha
- 1 spúnóg bhoird de thyme úr mionghearrtha
- 2 filléad snapper dearg 8-unsa, ½ orlach tiubh
- 4 taespúnóg Cajun seasoning (féach Oideas)
- ½ cupán oinniún slisnithe
- ½ cupán piobar milis glas slisnithe
- ½ cupán soilire mionghearrtha
- 1 spúnóg bhoird gairleog mhionaithe
- 1 punt pods okra úr, gearrtha i slices 1-orlach-tiubh (nó asparagus úr, gearrtha i faid 1-orlach)
- 8 unsa trátaí fíonchaor nó silíní, leath
- 2 teaspoon thyme úr mionghearrtha
- Piobar dubh
- Rémoulade (féach an t-oideas, ar dheis)

1. I bpanna friochta meánach, teas 1 spúnóg bhoird d'ola olóige os cionn teas meánach. Cuir na pecans agus tósta

thart ar 5 nóiméad nó go dtí go órga agus cumhra, corraigh go minic. Aistrigh pecans chuig babhla beag agus lig fionnuar. Cuir peirsil agus thyme leis agus cuir ar leataobh.

2. Déan an t-oigheann a théamh go 400°F. Líne bileog bácála le páipéar pár nó scragall. Socraigh na filléid snapper ar an mbileog bácála, taobhanna craiceann síos, agus sprinkle gach ceann acu le 1 teaspoon an Cajun seasoning. Ag baint úsáide as scuab taosráin, dab 2 spúnóg bhoird d'ola olóige ar an filléad. Scaip an meascán pecan go cothrom idir na filléid, ag brú na cnónna go réidh ar dhromchla an éisc ionas go gcloíonn siad. Clúdaigh dromchlaí nochta uile an fhilead éisc le cnónna más féidir. Bácáil iasc ar feadh 8 go 10 nóiméad nó go dtí go calóga sé go héasca le barr scian.

3. I bhfriochtán mór, teas an 1 spúnóg bhoird atá fágtha d'ola olóige os cionn teas meánach. Cuir oinniún, piobar milis, soilire agus gairleog leis. Cook agus corraigh ar feadh 5 nóiméad nó go dtí go bhfuil na glasraí briosc-tairisceana. Cuir an okra slisnithe (nó asparagus má tá sé á úsáid) leis na trátaí; cócaireacht ar feadh 5 go 7 nóiméad nó go dtí go bhfuil okra briosc-tairisceana agus tosaíonn na trátaí ag scaradh. Bain as teas agus séasúr le thyme agus piobar dubh chun blas a chur air. Freastal ar na glasraí le snapper agus rémoulade.

Remoulade: I bpróiseálaí bia, cuisle ½ cupán piobar clog dearg mionghearrtha, ¼ cupán sceallóga mionghearrtha, agus 2 spúnóg bhoird peirsil úr mionghearrtha go dtí go mín. Cuir ¼ cupán paleo mayo leis (féach Oideas), ¼ cupán mustaird Dijon-stíl (féach Oideas), 1½ taespúnóg sú líomóide, agus ¼ teaspoon Cajun seasoning (féach<u>Oideas</u>). Pulse go dtí go chéile. Aistrigh chuig babhla riartha agus cuisnigh go dtí go mbeidh tú réidh le freastal. (Is féidir remoulade a dhéanamh 1 lá roimh ré agus a chuisniú.)

PATTIES TUINNÍN TARRAGON LE AVOCADO-LEMON AÏOLI

ULLMHAIGH: 25 nóiméad Cócaire: 6 nóiméad Déan: 4 riar GRIANGHRAF

IN ÉINEACHT LE BRADÁN, TÁ TUINNÍN AR CHEANNDE NA SPEICIS ÉISC NEAMHCHOITIANTA AR FÉIDIR IAD A GHEARRADH GO MÍN AGUS IAD A FHOIRMIÚ INA BORGAIRÍ. BÍ CÚRAMACH GAN RÓCHÓCAIREACHT A DHÉANAMH AR AN TUINNÍN SA PHRÓISEAS BIA - NEARTAÍONN RÓ-PHRÓISEÁIL É.

Filléid tuinnín úr nó reoite gan chraiceann 1 phunt
1 gealacán uibhe, buailte go héadrom
¾ cupán meilte de shíolta rois órga
1 spúnóg bhoird tarragon nó dill úrghearrtha
2 spúnóg bhoird sneachta úr mionghearrtha
1 teaspoon craiceann líomóide grátáilte go mín
2 spúnóg bhoird de ola síl rois, ola avocado nó ola olóige
1 avocado meánach, síolaithe
3 spúnóg bhoird paleo mayo (féach Oideas)
1 teaspoon craiceann líomóide grátáilte go mín
2 taespúnóg sú líomóide úr
1 clove gairleog, mionghearrtha
4 unsa spionáiste leanbh (thart ar 4 chupán pacáilte go docht)
⅓ cupán vinaigrette gairleog rósta (féach Oideas)
1 úll Granny Smith, croíthe agus gearrtha i bpíosaí ar mhéid cipíní
¼ cupán gallchnónna rósta mionghearrtha (féach leid)

1. Leáigh iasc, má tá sé reoite. nigh iasc; tirim le tuáillí páipéir. Gearr iasc i bpíosaí 1½ orlach. Cuir iasc i bpróiseálaí bia; Próiseáil le bíoga ar / as go dtí go mionghearrtha. (Bí cúramach gan rópróiseáil a dhéanamh, nó déanfaidh tú an patty níos déine.) Cuir an t-iasc ar leataobh.

2. I mbabhla meánach, cuir bán uibhe le chéile, ¼ cupán min flaxseed, tarragon, síobhais agus zest líomóide. Cuir iasc; corraigh go réidh a chur le chéile. Déan an meascán éisc ina cheithre phaiste ½ orlach tiubh.

3. Cuir an ½ cupán min lín atá fágtha i mias éadomhain. Tum paistí i meascán flaxseed, ag casadh go cothrom.

4. I skillet seach-mhór, teas an ola thar teas meánach. Déan tuinnín a chócaráil in ola the ar feadh 6 go 8 nóiméad nó go dtí go n-iontráiltear teirmiméadar ar an toirt a chuirtear isteach go cothrománach sna cláir patties 160°F, ag casadh leath bealaigh uair amháin tríd an am cócaireachta.

5. Idir an dá linn, le haghaidh na n-aioli, i mbabhla meánach, bain úsáid as forc chun an avocado a mhaisigh. Cuir paleo mayo, zest líomóide, sú líomóide agus gairleog leis. Mash go dtí go measctha go maith agus beagnach réidh.

6. Cuir an spionáiste i mbabhla meánach. Spionáiste a spraeáil le vinaigrette gairleog rósta; caith go cóta. I gcás gach riar, cuir paitín tuinnín agus ceathrú cuid den spionáiste ar phláta riartha. Barr tuinnín le cuid de na aïoli. Barr spionáiste le úlla agus cnónna. Freastal láithreach.

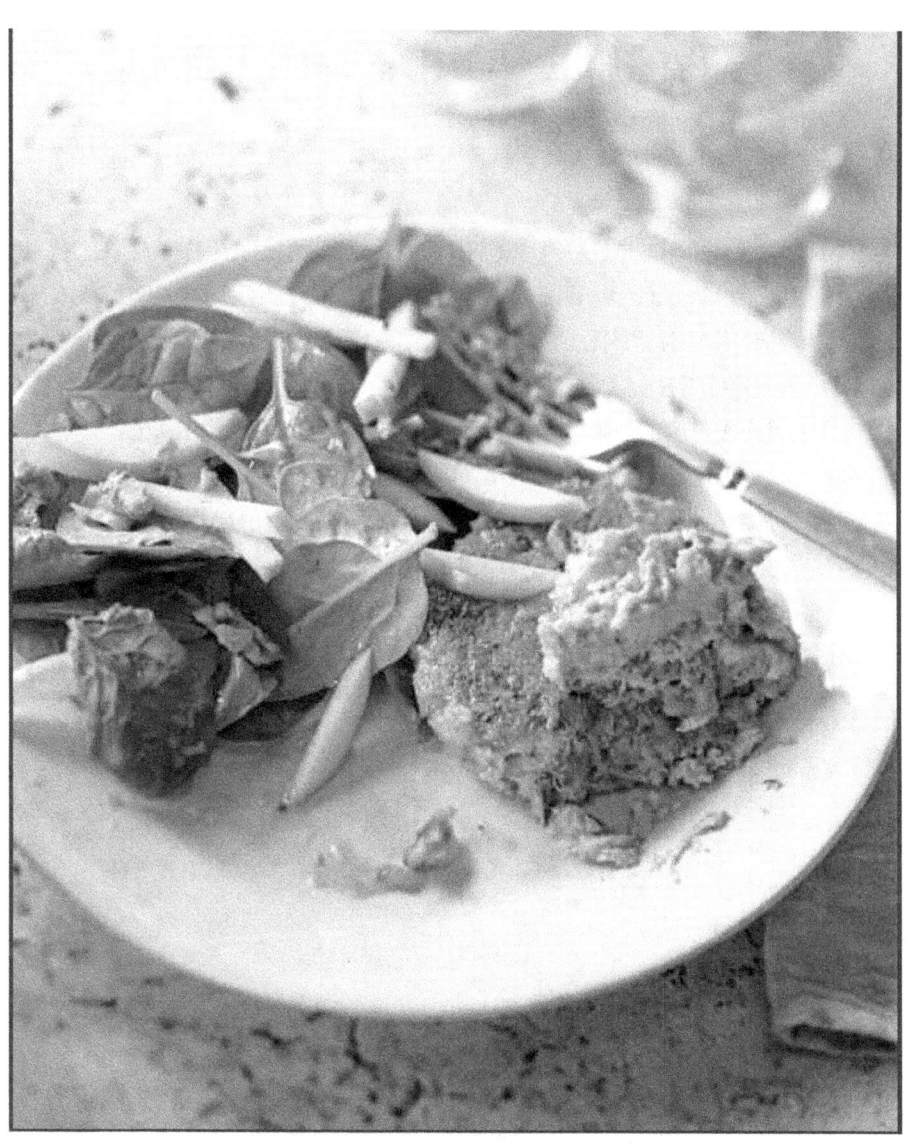

TAGINE DORD STRIPED

ULLMHAIGH:50 nóiméad Chill: 1 go 2 uair Cócaire: 22 nóiméad Bácáil: 25 nóiméad Déan: 4 riar

TAGINE IS AINM DOMIAS DE CHINEÁL NA HAFRAICE THUAIDH (CINEÁL STEW) AGUS AN POTA CÓN-CHRUTHACH INA BHFUIL SÉ BRUITE. MURA BHFUIL CEANN AGAT, OIBRÍONN PAN CLÚDAITHE OIGHEANN-DHÍONACH GO HAN-MHAITH. IS É AN CHERMOULA NÁ GREAMAIGH TIUBH LUIBH NA HAFRAICE THUAIDH A ÚSÁIDTEAR GO PRÍOMHA MAR MARINADE LE HAGHAIDH IASC. FREASTAL AR AN MIAS ÉISC ILDAITE SEO LE MASH PRÁTAÍ MILSE NÓ CÓILIS.

4 6-Bord stríocach úr nó reoite nó filléid halibut, craiceann ar

1 bunch cilantro, mionghearrtha

1 teaspoon craiceann líomóide mionbhrúite (bí cúramach)

¼ cupán sú líomóide úr

4 spúnóg bhoird de ola olóige

5 clóibh gairleog, mionghearrtha

4 taespúnóg cumin talún

2 taespúnóg paprika milis

1 teaspoon lus an choire talún

¼ teaspoon ainíse meilte

1 oinniún mór, scafa, leath agus slisnithe go tanaí

Ní féidir le 1 15-unsa aon salann a chur leis trátaí diced tine-rósta, undrained

½ cupán brat sicín (féach<u>Oideas</u>) nó brat sicín gan salann

1 piobar milis mór buí, síolaithe agus gearrtha i stiallacha ½ orlach

1 piobar milis oráiste mór, síolaithe agus gearrtha i stiallacha ½ orlach

1. Leáigh iasc, má tá sé reoite. nigh iasc; tirim le tuáillí páipéir. Cuir filléid éisc i mias bácála cothrom neamh-mhiotalacha. Cuir an t-iasc ar leataobh.

2. Le haghaidh chermoula, i cumascóir nó i bpróiseálaí bia beag le chéile cilantro, sú líomóide, 2 spúnóg ola olóige, 4 clóibh gairleog mionfheoil, cumin, paprika, lus an choire agus anise. Clúdaigh agus próiseáil go dtí go réidh.

3. spúnóg leath an chermoula thar an t-iasc, ag casadh an t-iasc ar an dá thaobh. Clúdaigh agus cuisnigh ar feadh 1 go 2 uair an chloig. Clúdaigh an chermoula atá fágtha; lig seasamh ag teocht an tseomra go dtí gur gá.

4. Déan an t-oigheann a théamh go 325°F. I bpanna mór oigheann-cruthúnas, teas an 2 spúnóg bhoird ola atá fágtha thar teas meánach. Cuir oinniúin; cócaireacht agus corraigh ar feadh 4 go 5 nóiméad nó go dtí go tairisceana. Corraigh isteach an 1 clove de gairleog mhionaithe atá fágtha; cócaireacht agus corraigh ar feadh 1 nóiméad. Cuir chermoula in áirithe, trátaí, brat cnámh sicín, stiallacha piobar milis, agus zest líomóide. Beir chun boil; Laghdaigh teas. Suanbhruith, nochta, ar feadh 15 nóiméad. Más mian leat, aistrigh meascán tagine; Barr le héisc agus aon chermoula fágtha ón mhias. clúdach ; bhácáil ar feadh 25 nóiméad. Freastal láithreach.

HALIBUT IN ANLANN GAIRLEOG-SHRIMP LE GREENS COLLARD TOILG

ULLMHAIGH:30 nóiméad Cócaire: 19 nóiméad Déan: 4 riar

TÁ ROINNT FOINSÍ AGUS CINEÁLACHA ÉAGSÚLA IFREANN,AGUS IS FÉIDIR LEO A BHEITH AR CHÁILÍOCHT AN-DIFRIÚIL - AGUS IASCAIREACHT A DHÉANAMH ORTHU FAOI CHOINNÍOLLACHA AN-DIFRIÚLA. TÁ INBHUANAITHEACHT AN ÉISC, AN TIMPEALLACHT INA GCÓNAÍONN SÉ, AGUS NA COINNÍOLLACHA FAOINA N-ARDAÍTEAR/LENA N-IASCAÍTEAR É GO LÉIR INA BHFACHTÓIRÍ CHUN CINNEADH A DHÉANAMH MAIDIR LEIS NA HÉISC AR ROGHANNA MAITHE IAD LENA GCAITHEAMH. TABHAIR CUAIRT AR SHUÍOMH GRÉASÁIN UISCEADÁN BHÁ MONTEREY (WWW.SEAFOODWATCH.ORG(C) CHUN AN FHAISNÉIS IS DÉANAÍ A FHÁIL MAIDIR LEIS NA HÉISC ATÁ LE HITHE AGUS LE SEACHAINT.

- 4 6-unsa filléid halibut úr nó reoite, thart ar 1 orlach tiubh
- Piobar dubh
- 6 spúnóg bhoird d'ola olóige breise maighdean
- ½ cupán oinniún mionghearrtha
- ¼ cupán piobar milis dearg slisnithe
- 2 clóibh gairleog, mionghearrtha
- ¾ teaspoon paprika Spáinneach deataithe
- ½ teaspoon oregano úr mionghearrtha
- 4 chupán Greens collard, bearrtha, gearrtha i ribíní ¼-orlach-tiubh (thart ar 12 unsa)
- ⅓ cupán uisce
- 8 unsa ribí róibéis meánach, scafa, deveined agus mionghearrtha go garbh
- 4 clóibh de garlic, slisnithe go tanaí
- ¼ go ½ teaspoon piobar dearg brúite
- ⅓ cupán seire tirim

2 spúnóg bhoird de sú líomóide
¼ cupán peirsil úr mionghearrtha

1. Leáigh iasc, má tá sé reoite. nigh iasc; tirim le tuáillí páipéir. Sprinkle iasc le piobar. I bpanna mór friochta, teas 2 spúnóg bhoird d'ola olóige thar teas meánach. Cuir na filléid; cócaireacht ar feadh 10 nóiméad nó go dtí go donn órga agus calóga iasc nuair a thástáil le forc, casadh uair amháin leath bealaigh tríd an chócaireacht. Aistrigh an t-iasc go pláta agus puball le scragall chun é a choinneáil te.

2. Idir an dá linn, i bhfriochtán mór eile, teas 1 spúnóg bhoird d'ola olóige thar teas meánach. Cuir oinniún, piobar milis, 2 clóibh mionghearrtha, paprika agus oregano; cócaireacht agus corraigh ar feadh 3 go 5 nóiméad nó go dtí go tairisceana. Corraigh na greens isteach san uisce. Clúdaigh agus cócaráil ar feadh 3 go 4 nóiméad nó go dtí go bhfuil an leacht galaithe agus go bhfuil na Greens réidh, ag corraigh uaireanta. Clúdaigh agus coinnigh te go dtí go mbeidh tú réidh le freastal.

3. Maidir leis an anlann shrimp, cuir na 3 spúnóg bhoird d'ola olóige atá fágtha leis an stoc a úsáidtear chun an t-iasc a chócaráil. Cuir na cloicheáin, 4 clóibh gairleog agus piobar dearg brúite leis. Cook agus corraigh ar feadh 2 go 3 nóiméad nó go dtí go bhfuil an gairleog díreach ag tosú ag casadh órga. Cuir an ribí róibéis; cócaireacht ar feadh 2 go 3 nóiméad go dtí go bhfuil an ribí róibéis daingean agus bándearg. Corraigh an seire agus an sú líomóide isteach. Cook 1 go 2 nóiméad nó go dtí go laghdaithe beagán. Corraigh sa peirsil.

4. Roinn anlann ribí róibéis faoi chomhad halibut. Freastal le greens.

BOUILLABAISSE BIA MARA

Ó THÚS GO DEIREADH: 1¾ UAIR DÉAN: 4 RIAR

COSÚIL LE CIOPPINO NA HIODÁILE, AN STEW BIA MARA FRANCACH SEOIS COSÚIL GUR SAMPLA DE GHABHÁIL AN LAE É IASC AGUS SLIOGÉISC A CAITHEADH ISTEACH I BPOTA LE GAIRLEOG, OINNIÚIN, TRÁTAÍ AGUS FÍON. IS É BLAS SAINIÚIL NA BOUILLABAISSE, ÁFACH, AN MEASCÁN BLAS DE CHRÓCH, FINÉAL AGUS CRAICEANN ORÁISTE.

- 1 punt filléid halibut úr nó reoite gan chraiceann, gearrtha i bpíosaí 1-orlach
- 4 spúnóg bhoird de ola olóige
- 2 cupáin oinniúin mionghearrtha
- 4 clóibh gairleog, brúite
- 1 ceann finéal, síolaithe agus mionghearrtha
- 6 trátaí Roma, mionghearrtha
- ¾ cupán brat sicín (féach<u>Oideas</u>) nó brat sicín gan salann
- ¼ cupán fíon bán tirim
- 1 cupán oinniún mionghearrtha go mín
- 1 ceann finéal, gearrtha go mín
- 6 clóibh gairleog, mionghearrtha
- 1 oráiste
- 3 trátaí Roma, gearrtha go mín
- 4 snáithe cróch
- 1 spúnóg bhoird oregano úr mionghearrtha
- 1 punt breallaigh muineál beag, scrofa agus rinsed
- 1 punt breallaigh, féasóg bhaint, scrofa agus rinsed (féach<u>leid</u>)
- Oregano úr mionghearrtha (roghnach)

1. Leáigh halibut, má reoitear é. nigh iasc; tirim le tuáillí páipéir. Cuir an t-iasc ar leataobh.

2. In oigheann Ollainnis 6- go 8-quart, teas 2 spúnóg bhoird ola olóige thar teas meánach. Cuir 2 chupán oinniúin

mionghearrtha, ceann finéal mionghearrtha agus 4 clóibh gairleog brúite leis an bpota. Cook ar feadh 7 go 9 nóiméad nó go dtí go bhfuil an oinniún bog, corraigh uaireanta. Cuir 6 thrátaí mionghearrtha agus ceann amháin finéal mionghearrtha leis; cócaireacht ar feadh 4 nóiméad níos mó. Bíodh brat cnámh sicín agus fíon bán sa phota; suanbhruith ar feadh 5 nóiméad; beagán fionnuar. Aistrigh meascán glasraí chuig cumascóir nó próiseálaí bia. Clúdaigh agus cumasc nó próiseáil go dtí go réidh; chur ar leataobh.

3. San oigheann céanna Ollainnis, teas an 1 spúnóg bhoird ola olóige atá fágtha thar teas meánach. Cuir 1 chupán oinniún mionghearrtha leis, ceann amháin finéal mionghearrtha agus 6 clóibh gairleog mionghearrtha. Cook thar mheán teasa 5 go 7 nóiméad nó go dtí go beagnach tairisceana, corraigh go minic.

4. Bain úsáid as peeler glasraí chun an zest a bhaint as an oráiste i stiallacha leathana; chur ar leataobh. Cuir an meascán glasraí íonaithe, 3 thrátaí mionghearrtha, cróch, oregano agus stiallacha zest oráiste leis an oigheann Ollainnis. Beir chun boil; teas a laghdú chun suanbhruith a choinneáil. Cuir breallaigh, diúilicíní agus iasc leis; corraigh go réidh chun iasc a chóta le anlann. Coigeartaigh an teas mar is gá chun suanbhruith a choinneáil. Clúdaigh agus suanbhruith go réidh ar feadh 3 go 5 nóiméad go dtí go mbeidh breallaigh agus diúilicíní oscailte agus tosaíonn an t-iasc ag calcadh nuair a scrúdaítear iad le forc. Liath isteach babhlaí domhain chun freastal. Más mian leat, sprinkle le oregano breise.

CEVICHE RIBÍ RÓIBÉIS CLASAICEACH

ULLMHAIGH:20 nóiméad Cócaire: 2 nóiméad Chill: 1 uair Seas: 30 nóiméad Déan: 3 go 4 riar

TÁ AN MHIAS MEIRICEÁNACH LAIDINEACH SEO INA PHLÉASCBLASANNA AGUS UIGEACHTAÍ. CÚCAMAR CRUNCHY AGUS SOILIRE, AVOCADO CREAMY, JALAPEÑOS TE AGUS SPICY, AGUS ÍOGAIR, RIBÍ RÓIBÉIS MILIS MINGLE I SÚ AOIL AGUS OLA OLÓIGE. I CEVICHE TRAIDISIÚNTA, DÉANANN AN T-AIGÉAD SA SÚ AOIL "CÓCARÁIL" AN RIBÍ RÓIBÉIS - ACH NÍ FHÁGANN SNÁMH TAPA SAN UISCE FIUCHPHOINTE AON SEANS, CINNTE - AGUS NÍ GHORTAÍONN SÉ BLAS NÓ UIGEACHT AN RIBÍ RÓIBÉIS.

1 punt meán úr nó reoite ribí róibéis, scafa agus deveined, eireabaill bhaint
½ cúcamar, scafa, síolaithe agus mionghearrtha
1 cupán soilire mionghearrtha
½ de oinniún beag dearg, mionghearrtha
1 go 2 jalapeños, síolaithe agus mionghearrtha (féach_leid_)
½ cupán sú líomóide úr
2 trátaí Roma, slisnithe
1 avocado, leath, síolaithe, scafa agus slisnithe
¼ cupán cilantro úr mionghearrtha
3 spúnóg bhoird de ola olóige
½ teaspoon piobar dubh

1. Leáigh séacla má tá siad reoite. craiceann shrimp agus devein; bain eireabaill. Sruthlaigh ribí róibéis; tirim le tuáillí páipéir.

2. Líon sáspan mór leath lán le huisce. Beir chun boil. Cuir ribí róibéis le fiuchphointe uisce. Cook, gan chlúdach, ar feadh 1 go 2 nóiméad nó díreach go dtí go bhfuil ribí róibéis

teimhneach; taosc. Rith an ribí róibéis faoi uisce fuar agus taosc arís. ribí róibéis dísle.

3. I mbabhla mór neamh-imoibríoch breise, le chéile ribí róibéis, cúcamar, soilire, oinniún, jalapenos agus sú aoil. Clúdaigh agus cuisnigh ar feadh 1 uair an chloig, ag corraigh uair nó dhó.

4. Corraigh isteach trátaí, avocado, cilantro, ola olóige agus piobar dubh. Clúdaigh agus lig seasamh ag teocht an tseomra ar feadh 30 nóiméad. Corraigh go réidh sula ndéantar freastal.

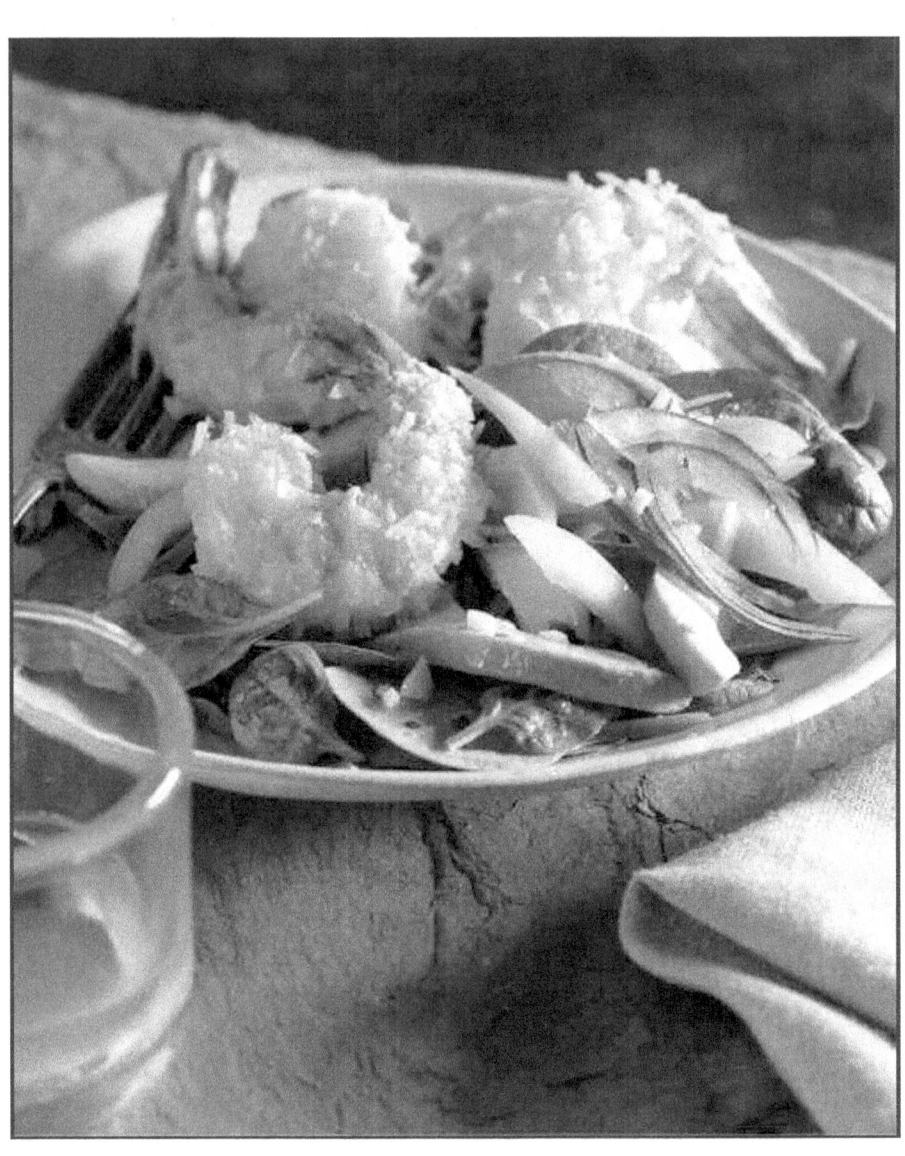

RIBÍ RÓIBÉIS CNÓ CÓCÓ AGUS SAILÉAD SPIONÁISTE

ULLMHAIGH:25 nóiméad Bácáil: 8 nóiméad Déan: 4 riarGRIANGHRAF

CANNAÍ OLA OLÓIGE SPRAEÁLA A THÁIRGTEAR AR BHONN TRÁCHTÁLAIS FÉIDIR GO BHFUIL ALCÓL GRÁIN, LECITHIN, AGUS TIOMÁNTÁIN - NÍ MEASCÁN IONTACH MÁ TÁ TÚ AG IARRAIDH A ITHE FÍOR, BIANNA AGUS GRÁN, SAILLTE UNHEALTHY, PISCHINEÁLAIGH, AGUS DÉIRÍOCHTA A SHEACHAINT. NÍ ÚSÁIDEANN MISTER OLA ACH AER CHUN AN OLA A FHORBAIRT INA SPRAE MÍN - FOIRFE DO RIBÍ RÓIBÉIS CNÓ CÓCÓ ÉADROM ROIMH BHÁCÁIL.

- 1½ punt úr nó reoite séacla móra breise agus breallaigh
- Buidéal spraeála Misto líonta le hola olóige breise maighdean
- 2 uibheacha
- ¾ cupán cnó cócó neamh-mhilsithe mionghearrtha nó mionghearrtha
- ¾ cupán almond béile
- ½ cupán ola avocado nó ola olóige
- 3 spúnóg bhoird sú líomóide úr
- 2 spúnóg bhoird de sú líomóide úr
- 2 clóibh beaga gairleog, mionghearrtha
- ⅛ go ¼ teaspoon piobar dearg brúite
- 8 cupáin spionáiste leanbh úr
- 1 avocado meánach, leath, síolaithe, scafa agus slisnithe go tanaí
- 1 piobar milis beag oráiste nó buí, gearrtha i stiallacha tanaí
- ½ cupán oinniún dearg slisnithe

1. Leáigh séacla má tá siad reoite. Peel agus devein ribí róibéis, ag fágáil eireabaill slán. Sruthlaigh ribí róibéis; tirim le tuáillí páipéir. Preheat an oigheann go 450°F. Líne bileog

bácála mór le scragall; scragall éadrom spraeáilte le hola ón mbotella misto; chur ar leataobh.

2. I mias éadomhain, buille uibheacha le forc. I mias éadomhain eile le chéile plúr cnó cócó agus almond. Tum na cloicheáin sna huibheacha, cas anonn. Tum i meascán cnó cócó, brú chun cóta (fág eireabaill neamhbhrataithe). Socraigh an ribí róibéis i sraith amháin ar an mbileog bácála ullmhaithe. Cóta bairr na cloicheán le hola a spraeáladh as an buidéal misto.

3. Bácáil ar feadh 8 go 10 nóiméad nó go dtí go bhfuil na ribí róibéis teimhneach agus go bhfuil an sciath donn éadrom.

4. Idir an dá linn, le haghaidh feistis, i bpróca scriú beag le chéile ola avocado, sú líomóide, sú líomóide, gairleog agus piobar dearg brúite. Clúdaigh agus croith go maith.

5. Le haghaidh sailéid, roinn an spionáiste idir ceithre phláta riar. Barr le avocado, piobar milis, oinniún dearg agus ribí róibéis. Ceobhrán le feistis agus a sheirbheáil láithreach.

SHRIMP TROPICAL AGUS CEVICHE MUIRIS

ULLMHAIGH:20 nóiméad Marinate: 30 go 60 nóiméad Déan: 4 go 6 riar

DÉANANN CEVICHE FIONNUAR AGUS ÉADROM BÉILE IONTACHLE HAGHAIDH OÍCHE TE SAMHRAIDH. LE MELON, MANGO, SERRANO CHILI, FINÉAL AGUS CÓIRIÚ SAILÉAD COSÚIL LE MANGO (FÉACH<u>OIDEAS</u>), TÁ SÉ SEO MILIS-TE A CHUR AR AN BUNAIDH.

1 punt muiríní mara úra nó reoite
1 punt ribí róibéis mhór úr nó reoite
2 chupán melon honeydew ciúbach
2 mango meánacha, slisnithe, scafa agus mionghearrtha (thart ar 2 chupán)
1 ceann finéal, bearrtha, ceathrúna, bearrtha agus slisnithe go tanaí
1 piobar milis dearg meánach, mionghearrtha (thart ar ¾ cupán)
1 go 2 serrano chiles, síolaithe más inmhianaithe agus slisnithe go tanaí (féach<u>leid</u>)
½ cupán cilantro úr pacáilte go héadrom, mionghearrtha
1 Oideas Cóiriú Sailéad Mango-Aoil (féach<u>Oideas</u>)

1. Leáigh muiríní agus ribí róibéis má reoitear iad. Scoilt muiríní ina dhá leath go cothrománach. Craiceann, déan na cloicheáin agus scoilt go cothrománach. Sruthlaigh muiríní agus ribí róibéis; tirim le tuáillí páipéir. Líon sáspan mór trí cheathrú lán le huisce. Beir chun boil. Cuir ribí róibéis agus muiríní; cócaireacht ar feadh 3 go 4 nóiméad nó go dtí go bhfuil ribí róibéis agus muiríní teimhneach; taosc agus sruthlaigh in uisce fuar chun fuarú go tapa. Draenáil go maith agus ar leataobh.

2. I mbabhla mór breise, cuir melon, mango, finéal, piobar milis, serrano chiles agus cilantro le chéile. Cuir cóiriú

sailéad mango-aoil leis; go réidh toss a cóta. Corraigh go cúramach i ribí róibéis bruite agus muiríní. Marinate i refrigerator ar feadh 30 go 60 nóiméad roimh ag freastal.

SHRIMP JERK IAMÁICE LE AVOCADO OIL

TÚS GO DEIREADH: 20 nóiméad Déanann: 4 riar

LE HAM IOMLÁN AG AN MBORD DE 20 NÓIMÉAD, TUGANN AN MHIAS SEO CÚIS MHAITH EILE LE BÉILE SLÁINTIÚIL A ITHE SA BHAILE, FIÚ AR NA HOÍCHEANTA IS GNÓTHAÍ.

1 punt ribí róibéis mheán úr nó reoite

1 cupán mango mionghearrtha, scafa (1 mheán)

⅓ cupán oinniún dearg slisnithe go tanaí

¼ cupán cilantro úr mionghearrtha

1 spúnóg bhoird sú líomóide úr

2 go 3 spúnóg bhoird Jerk Iamáice Seasoning (féach<u>Oideas</u>)

1 spúnóg bhoird d'ola olóige breise maighdean

2 spúnóg bhoird de ola avocado

1. Leáigh séacla má tá siad reoite. I mbabhla meánach, measc mango, oinniún, cilantro agus sú aoil.

2. Peel agus devein ribí róibéis. Sruthlaigh ribí róibéis; tirim le tuáillí páipéir. Cuir an ribí róibéis i mbabhla meánach. Sprinkle le jerk seasoning Iamáice; caith chun an ribí róibéis a chóta ar gach taobh.

3. I sciléad mór neamhmhaide, teas an ola olóige thar theas meánach. Cuir ribí róibéis; cócaireacht agus corraigh thart ar 4 nóiméad nó go dtí go teimhneach. Ceobhrán séacla le ola avocado agus a sheirbheáil leis an meascán mango.

SCAMPAÍ SHRIMP LE SPIONÁISTE WILTED AGUS RADICCHIO

ULLMHAIGH: 15 nóiméad Cócaire: 8 nóiméad Déan: 3 riar

TAGRAÍONN "SCAMPI" DO MHIAS BIALANN CLASAICEACHCLOICHEÁIN MHÓRA SÁITHITHE NÓ RÓSTA LE HIM AGUS NEART GAIRLEOG AGUS LÍOMÓIDE. TÁ AN LEAGAN SPICY OLA OLÓIGE SEO CEADAITHE AG PALEO - AGUS TREISITHE LE SAUTÉ TAPA RADICCHIO AGUS SPIONÁISTE.

1 punt ribí róibéis mhór úr nó reoite
4 spúnóg bhoird d'ola olóige maighdean breise
6 clóibh gairleog, miongheartha
½ teaspoon piobar dubh
¼ cupán fíon bán tirim
½ cupán peirsil úr miongheartha
½ cloigeann radicchio, croíthe agus tanaí slisnithe
½ teaspoon piobar dearg brúite
9 cupáin spionáiste leanbh
Sliseanna líomóide

1. Leáigh séacla má tá siad reoite. Peel agus devein ribí róibéis, ag fágáil eireabaill slán. I bpanna mór friochta, teas 2 spúnóg bhoird d'ola olóige thar teas meánach. Cuir ribí róibéis, 4 clóibh gairleog mhionaithe agus piobar dubh leis. Cook agus corraigh ar feadh thart ar 3 nóiméad nó go dtí go bhfuil ribí róibéis teimhneach. Aistrigh meascán ribí róibéis chuig babhla.

2. Cuir an fíon bán leis na milseáin. Cook, corraigh chun aon gairleog donn a scaoileadh ó bhun an friochtáin. Doirt fíon thar shrimp; caith a chur le chéile. Corraigh i peirsil.

Clúdaigh go scaoilte le scragall chun a choinneáil te; chur ar leataobh.

3. Cuir an 2 spúnóg bhoird d'ola olóige atá fágtha, an 2 clóibh eile de garlic mionfheoil, an radicchio agus piobar dearg brúite leis an sáspan. Cócaráil agus corraigh thar theas meánach ar feadh 3 nóiméad nó go dtí go dtosóidh radicchio ag caoineadh. Cuir an spionáiste isteach go cúramach; cócaireacht agus corraigh ar feadh 1 go 2 nóiméad níos mó nó go dtí go bhfuil an spionáiste díreach wilted.

4. Chun freastal, roinn an meascán spionáiste idir trí phláta riar; Barr le meascán ribí róibéis. Freastal le dingeacha líomóide chun brú thar shrimp agus Greens.

SAILÉAD PORTÁN LE AVOCADO, GRAPEFRUIT AGUS JICAMA

TÚS GO DEIREADH: 30 nóiméad Déanann: 4 riar

IS FEARR CNAPSHUIM JUMBO NÓ FEOIL PHORTÁIN DROMADON SAILÉAD SEO. IS ÉARD ATÁ I GCNAPSHUIM JUMBO SMUTÁN MÓR A OIBRÍONN GO MAITH I SAILÉID. IS ÉARD ATÁ I GCÚLFIN NÁ MEASCÁN DE PHÍOSAÍ BRISTE DE CHNAP-FHEOIL JUMBO AGUS DE PHÍOSAÍ BEAGA D'FHEOIL PHORTÁIN Ó CHORP AN PHORTÁIN. CÉ GO BHFUIL SÉ NÍOS LÚ NÁ AN CNAP-CHNAPÁN JUMBO, OIBRÍONN BACKFIN GO BREÁ. IS FEARR AR NDÓIGH ÚR, ACH IS ROGHA MAITH É PORTÁN REOITE.

- 6 cupáin spionáiste leanbh
- ½ de jicama meánach, scafa agus julienned*
- 2 grapefruit bándearg nó ruby dearg, scafa, síolaithe agus slisnithe**
- 2 avocados beag, leath
- 1 cnap jumbo punt nó feoil phortáin droma
- Cóiriú Basil-Grapefruit (féach an t-oideas, ar dheis)

1. Roinn an spionáiste idir ceithre phláta riar. Barr le jicama, ailt grapefruit agus aon sú carntha, avocados agus portán. Freastal le feistis basil-grapefruit.

Cóiriú Basil-Grapefruit: I próca scriú-barr, cuir ⅓ cupán ola olóige breise maighdean le chéile; ¼ cupán sú grapefruit úr; 2 spúnóg bhoird de sú oráiste úr; ½ de sailéad beag, mionghearrtha; 2 spúnóg bhoird de basil úr mionghearrtha; ¼ teaspoon piobar dearg brúite; agus ¼ teaspoon piobar dubh. Clúdaigh agus croith go maith.

*Leid: Déanann peeler julienne obair thapa ar an jicama a ghearradh ina stiallacha tanaí.

**Leid: Chun grapefruit a ghearradh, gearr slice ó bhun an ghais agus ó bhun na dtorthaí. Cuir ina seasamh ar dhromchla oibre é. Gearr na torthaí i gcodanna ó bhun go barr, tar éis cruth cruinn na dtorthaí, chun an craiceann agus na stiallacha a bhaint. Coinnigh na torthaí thar bhabhla agus le scian paring gearrtha i lár na torthaí ar thaobh gach deighleog chun é a shaoradh ón bpith. Cuir na codanna sa bhabhla leis na súnna carntha go léir. Caith amach an poll.

www.ingramcontent.com/pod-product-compliance
Lightning Source LLC
Chambersburg PA
CBHW070506120526
44590CB00013B/760